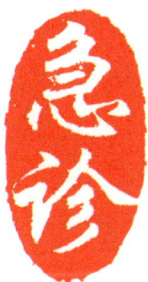

急诊

又十年

主编

施炜 高建林 黄中伟

东南大学出版社

SOUTHEAST UNIVERSITY PRESS

·南京·

图书在版编目（CIP）数据

急诊又十年 / 施炜, 高建林, 黄中伟主编 . -- 南京 :
东南大学出版社 , 2025. 6. -- ISBN 978-7-5766-2262-1

Ⅰ . R199.2

中国国家版本馆 CIP 数据核字第 2025L3Q303 号

责任编辑 :谢淑芳　**责任校对 :**子雪莲　**封面设计 :**魏一凡　**责任印制 :**周荣虎

急诊又十年

JIZHEN YOU SHINIAN

主　　编	施炜　高建林　黄中伟
出版发行	东南大学出版社
出 版 人	白云飞
社　　址	南京市玄武区四牌楼 2 号　邮编 : 210096　电话 : 025-83793330
网　　址	http://www.seupress.com
电子邮箱	press(@seupress.com
经　　销	全国各地新华书店
印　　刷	南通超力彩色印刷有限公司
开　　本	700 mm × 1000 mm　1/16
印　　张	11.75
字　　数	120 千字
版　　次	2025 年 6 月第 1 版
印　　次	2025 年 6 月第 1 次印刷
书　　号	ISBN 978-7-5766-2262-1
定　　价	42.00 元

本社图书若有印装质量问题，请直接与营销部联系，电话：025-83791830。

心緣國獻疇
際何寒今更
何寒不滅瘟
魔誓不還

采桑子一首乙亥黄中伟

起 衛 冠 寰 楚
帆 健 此 宇 荊
碧 英 刭 昔 病
血 傑 新 日 疫
丹 甫 冠 毒 驚

前　言

急诊又十年，十年磨一剑。从《急诊十年》出版到现在，又过去了十年，又一柄利剑出鞘。

在这不平凡的十年里，南通大学附属医院急诊医学科的每一位医护人员，以满腔的热情和专业的精神，书写了一个个与时间赛跑、与死神搏斗的动人故事。突发大面积疾病，他们拖着疲惫的身躯坚守岗位；深夜时分，他们为脑卒中患者溶栓；钢筋穿身，他们紧急取出保住工友的生命；农历春节，他们放弃回家团聚，不分昼夜救护误服剧毒药的花季少女；驰援响水，竭尽全力抢救爆炸中的受伤工人……

在这里，可以读到医护人员如何在急诊一线，用精湛的医术和无私的奉献，挽救了一个又一个生命；可以读到在紧急情况下，医护人员如何保持冷静，迅速作出判断，为患者争取到宝贵的救治时间；还可以感受到，在无数个不眠之夜，医护技药人员及后勤保障各战线人员如何肩并肩，共同面对挑战，克服困难，唱响与死神搏杀的战歌。

这不仅仅是一本关于医疗技术人员和医护人员故事的作品集，更是通大附院急诊医学科这个大家庭共同记忆的载体。

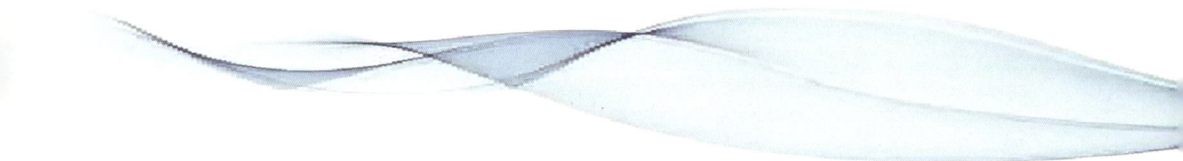

它记录了一群医护人员的成长历程,也记录了成长过程中人性的光辉;它书写了急诊人的历史、科室的蜕变,也见证了医院的发展、时代的进步。

在这里,有泪水,有欢笑;有临危受命,有冲锋陷阵;有默默无闻的坚守,也有惊心动魄的挑战。每一个故事都承载着医护人员对生命的尊重和对医学事业的执着追求。通过这些真实的故事,能够让更多的人了解急诊科医生和护士、医技和后勤保障人员的工作,理解他们所肩负的责任和使命。

十年磨一剑,一剑胜一剑。南通大学附属医院急诊医学科这个大家庭的十年,是不断进步、勇于创新、逐渐强大的十年。期待下一个十年,急诊科全体医护人员秉承"大医精诚,以宏慈善"的院训,继续勇于亮剑、善于亮剑,为广大患者斩除病痛!

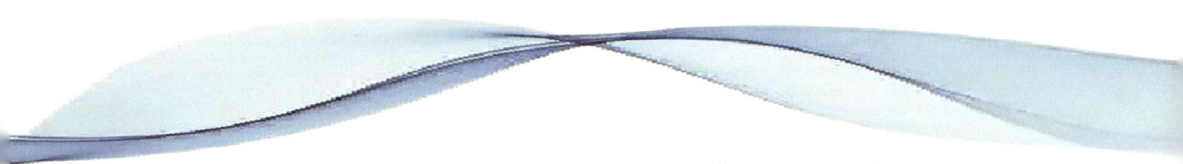

目　录

第一部分
十年故事

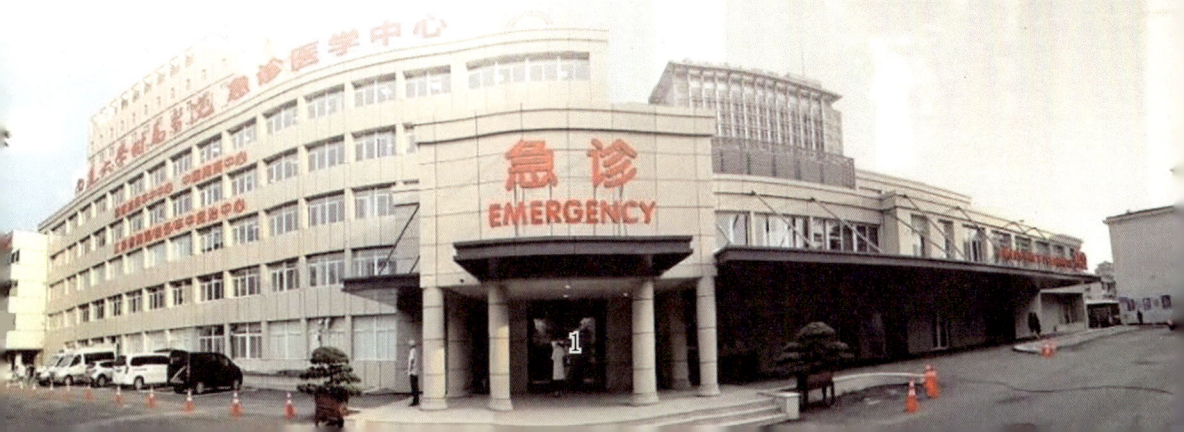

40余年如一日，守护生命绿色通道

南通大学附属医院急诊医学科是江苏省重点临床专科、省综合性紧急医学救援基地和国际紧急救援中心网络医院。据最新统计,附院急诊科年急诊挂号人数达到30万人次,年抢救病人2.5万余人次,年心肺复苏360人次,成功率98%以上;年接待120车次1.5万余次;年输液8万余人次。多年来,科室获得江苏省委青年文明号、南通市医德医风先进集体和重大典型、全国总工会"模范职工小家"等荣誉称号。

提升科室的软硬实力

1981年,通大附院急诊建科。经过40余载砥砺发展,科室成为集急诊抢救、急重症监护、急诊手术、急诊内外科病区、留院观察、医技检查等于一体的大型急抢救中心,在心肺复苏救治、疑难和危重疾病诊断救治、多发伤和复合伤抢救、中毒急救等方面,具有较高的技术水平和丰富的抢救经验。

40余年里,有几个大事件值得人们铭记。2003年,急诊大楼启用,急诊硬件条件得到大幅提升。2018年,急诊监护病房改造后投入使用,在救治严重脓毒症、重症胰腺炎、呼吸衰竭、多脏器衰竭、心肌梗死、中毒、严重复合伤等疾病中发挥了重要作用。2021年,急诊医学中心开始运行,老门诊楼经改造融入急诊,在医院将空间资源、医疗资源、时间资源充分整合后,急诊服务能力得到质的提升……

随着急诊科的不断升级,团队力量也日益壮大。目前,急诊科有固定医师78人,其中主任医师9人,副主任医师11人。护士180人,其中主任护师2人,副主任护师5人。

提供"急诊一站式"服务

2021年10月26日,附院急诊医学中心正式运行。中心的服务面积达15 000多平方米,信息系统完善,功能分区严格,实现了生命救援的最短时间、最近距离和最高效率。

走进急诊医学中心,地上红、黄、绿三色线引导指向三区。红区为抢救区,承担危重病人的抢救。黄区为临时监护转运区,26张床位充分发挥了缓冲作用。普通急诊病人则到绿区就诊。内科、普外科、眼科、神经外科等主要专科集中开诊,一医一患一诊室,保护了急诊患者的隐私。

随着急诊医学中心开始运行,卒中、胸痛、创伤救治中心实现实体化,急危重症患者能够在同一楼内完成检查、诊断、抢救、监护、治疗、手术等,真正体现了"急诊一站式"服务。

"以脑卒中中心为例,过去病人在诊治之前,要先去做检查,还要请神经内科、神经外科专家会诊。如今检查在这里,手术也在这里,病房也在这里,过去要跑好几个地方,现在这些科室都整合了起来,病人不需要再跑来跑去了,所有医疗工作都可在急诊楼里完成。医院所做的这一切,都是在为患者打通院内的'最后两百米'通道。"通大附院急诊科主任黄中伟介绍。

当前,急诊医学中心将进一步完善临床、医技科室的配置,如增加急诊隔离室和手术间等,实现急诊区域的闭环管理。

推动学科的持续发展

学科建设是医院提高医疗水平、提升人才培养质量的重要保证。经过几代人的不懈努力,2011 年急诊科获评江苏省重点临床专科,2019 年通过复评。2019 年成为江苏省基层特色科室省级孵化中心。2019 年成立急诊(全科)医学教研室。2023 年获批国家基层卫生人才能力提升培训基地。2024 年获批江苏省农村区域医疗卫生服务中心接诊分诊中心建设指挥中心。

此外,急诊科承担了硕士研究生,以及本科急诊医学专业、临床医学专业、护理学专业、全科医学专业等课程的教学和临床实习带教的任务。2020 年开始招收博士研究生急诊医学专业。

近年来,通大附院急诊科先后获得国家及省市级科研项目 20 余项,目前在研国家自然科学基金青年项目 2 项,国家及省级博士后创新项目 2 项,省市级重点项目及面上项目十余项。近 5 年发表 SCI 论文 40 余篇,中华核心期刊论文 50 余篇。授权国际、国家发明专利 5 项,新型实用专利近 100 项。

多年来,急诊科还将急诊知识普及到千家万户。2016 年,医院成立"黄中伟劳模创新工作室",目前已组织医务人员开展了逾 400 场的志愿教学活动,受益人群 20 万余人次,取得了良好的社会效益。

（黄中伟 记者／王莉）

驰援响水，通大附院人在前线

2019 年 3 月 21 日下午 2 时 48 分许,江苏省盐城市响水县陈家港镇化工园区内天嘉宜化工有限公司发生爆炸事故。事故救援情况时时牵动着南通人民的心,通大附院党委书记高建林、主持工作的副院长施炜立即启动应急预案,全力部署、协调,并指示全院要调动一切医疗资源,全力以赴救治伤员。

指示下达后,我院调集急诊科、ICU、神经外科、烧伤整形科等科室首批 5 名医学专家立即出发,紧急驰援响水救治伤员。

3 月 22 日上午 9 时许,院领导施炜和赵建美赶赴响水,与我院首批赴响水的专家共同研究、组织伤员的救治,确保伤员的生命安全。

接到任务,25 分钟内专家团出征

3月21日下午5时10分,接到上级紧急通知后的25分钟,由我院急诊科主任黄中伟和主任医师袁鼎山、ICU副主任医师王林华、神经外科副主任医师徐希德、烧伤科副主任医师胡克甦等5名医学专家组成的专家团迅速登车,以最快速度赶往盐城响水。

黄中伟后来介绍说,由于事发突然、情况紧急,他当时只来得及拿了个手机充电器和随身诊疗设备,就和大家一起匆匆出发了。

响水医疗救援指挥部就设在响水县人民医院。一到响水县人民医院,大家就投入紧张、有序的入院伤者诊治工作中。黄中伟担任了响水医疗专家组的组长。

我院5位专家在抢救室对120送来的病人进行抢救,根据伤员伤情轻重缓急进行评估分类,部分进行转院分流。专家组成员又利用接诊过程的空隙时间,对抢救室留置人员再认真诊查过筛一遍,通过缜密的现场筛查,对相对危重者进行对症补充治疗,确保每名伤员都得到最及时、最可靠、最严谨的治疗。

在急诊抢救室处置入院和留置伤员的同时,专家组成员还深入响水县人民医院的三个病区,再一次排查伤员伤情,及时消除隐患,防止伤员伤势加重恶化,同时,指导当地医护人员对伤者进行妥善处置。

"非常忙碌,自从投入伤员救治工作后,大家一直在接诊处置。"黄中伟说,"每天平均都只睡三四个小时,确实比较累。但是,没有一个人有怨言,没有一个人叫苦,想到伤员在我们的手中能够得到及时治疗,伤情有所好转,再苦再累都是值得的!"

我院先后选派 15 位专家赶赴响水

由于此次事件中,伤员主要为爆震伤、灼伤、呼吸道损伤等复合伤,伤情复杂多样,根据伤员的情况和治疗的需要,黄中伟向"大后方"——通大附院院领导提出需要增派一些相关专科的专家的要求,院部立即给予支持落实。

截至 3 月 25 日,我院先后共选派 15 名专家驰援响水县人民医院,分别为黄中伟、袁鼎山、胡克甦、王林华、徐希德、王磊、瞿勋、沈雁波、施金龙、达鹏、龚辉、虞俊波、石海红、张亚峰、祁雷。

专家们主要集中在收治伤员的四个病区工作,每天将每位伤员的病情梳理一遍,分析哪些要转走、哪些就地治疗,指导当地医务人员对伤员进行救治。应救援需要,他们还对滨海县人民医院和响水中医院的部分伤员进行了会诊指导。

我院是江苏省卫健委指定的苏中地区医疗技术指导

中心,1998年被确定为国际紧急救援中心网络医院,多次在重大突发事件中。担负重任,响水县人民医院是我院医教研协作联盟单位之一,双方在医院管理、人才培养、专科扶持、远程医疗、双向转诊和科研协作等方面开展了一系列合作。此次赴响水救援,专家们表示,将用实际行动表达对兄弟市人民的关切之心,也定不负重托,尽全力履行我院大型三甲医院的公益职能和责任使命。

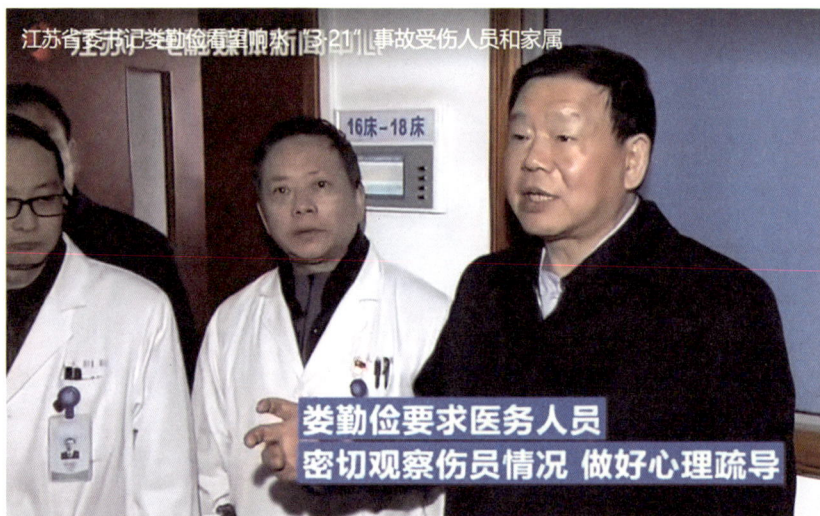

（2019年3月25日 搜狐网、江海晚报 傅轩）

"中国医院微电影节最高奖" 的背后

2014 年 11 月 23 日,首届中国医院微电影节在福建厦门落下帷幕,南通大学附属医院选送的微电影《她走了,在第五次心肺复苏之后》荣获最高奖——最感人作品奖。此片还摘得了江苏省首届医院微电影节最佳纪录片奖和最佳音乐奖。

该微电影运用了独特的反视角,讲述了一个未成功的抢救案例,但医护人员的竭尽全力获得了公众的理解和支持。虽只有短短的 3 分钟,但表现了生命的真实、医学的真实和医患关系的真实。著名电影人、北京电影学院摄影学院院长宿志刚教授评价说:"这是一部敢于挑战传统的作品,诠释'医者与患者生命同在'的经典之作。"新华社手机电视台台长、著名词作家李勤评价说:"画面与音乐、文字的完美结合,真实的力量催人泪下、撼动人心。"

她走了,在第五次心肺复苏之后……

这部微电影是根据一年多前的同名博文《她走了,在第五次心肺复苏之后》创作加工而成。

2013年4月16日,家住江苏大丰草堰的6岁女童文轩(化名)在放学路上遭遇车祸,伤势严重,由当地医院转送至通大附院急诊中心。车祸的巨大冲击力,将小文轩的眼球挤入脑室。当小文轩被抱上CT检查台时,心跳一度停止,在紧急心肺复苏后艰难地完成了检查,就在返回途中,心跳再度停止,但经过急救又再度复苏。

"我一边跟着推车跑,一边按压着心脏,还一边喊'快让开!'"当时的抢救室护士张亚云负责全程护送。回到抢救室,急诊外科、口腔科、眼科、耳鼻喉科的医生们都已汇集了过来,抗休克、缝合伤口……然而,死神并没有就此放过小文轩,心跳、呼吸再度暂停,监护仪上那可怕的一条直线,让医护人员满心焦急。心肺复苏、强心剂、加压输血…… 第三次心跳停止,复苏希望越来越渺茫,但是医护人员并没有放弃。

"又有了!"一条心电波纹在心脏监护仪上再次顽强地出现,张亚云转过头对着护士站的其他姐妹喊,她激动得比任何时候都夸张,喊得比任何时候都高亢。这是第三次心肺复苏成功,她对小文轩从另外一个世界再次回来感到欣慰、激动。

然而,喜悦仅仅停留了十多分钟,再暂停,再复苏,再成功。然而上帝没有给小文轩第五次机会,仪表上再不见任何生命迹象,小文轩再无痛苦,亚云用小花衣轻轻盖住小文轩脸的那一刻,她还是忍不住落泪了。这个无法圆满的世界上注定多了一分悲伤。

（黄琳）

十年故事

这些是我忘不掉的记忆

从 2003 年到 2021 年

老急诊室陪伴了我们 18 载

回想那些年我们和老急诊室

一起经历的故事

往事历历在目,记忆无法磨灭

每一次新老更替都身负重任

每一次新老更替都心系病患

每一次新老更替都承载着历史赋予的重大挑战

砥砺百十载

通大附院秉承"大医精诚,以宏慈善"的院训

一路乘风破浪,香满人间

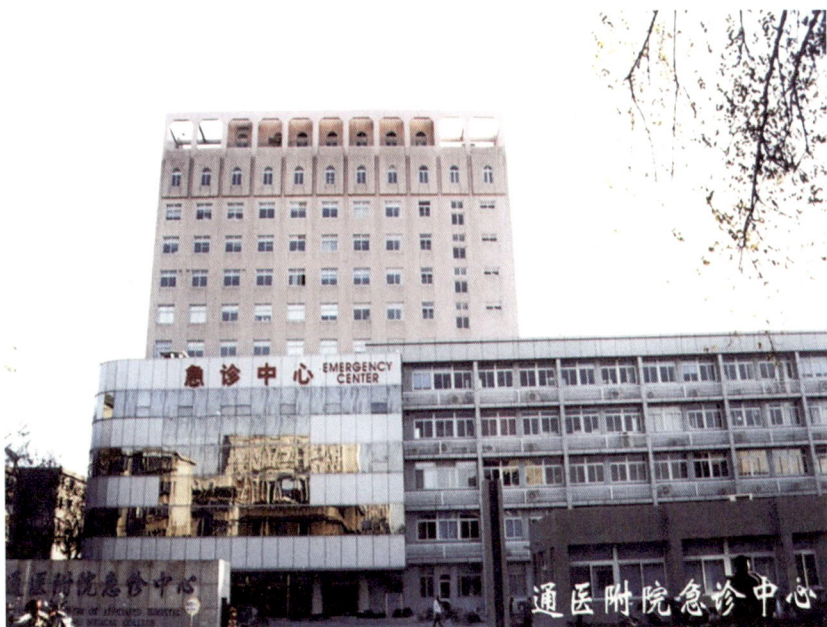

从 2003—2021 年，在老急诊室的这 18 年，我们急诊科步入了快速发展期，收获了"南通市新长征突击队""南通市第 30 次文明新风典型""江苏省卫计委急诊团队先进事迹巡讲""全国巾帼文明岗""全国模范职工小家"等诸多荣誉。

在此期间，我们的专业设备及技术水平不断提升。我们现在拥有急诊 CT、急诊 DSA（两台）及 ECMO、CRRT、床旁超声、床旁支气管镜等最先进的设备。我们的业务能力显著提升，特别是经历了昆山工厂爆炸抢救、响水化工厂爆炸抢救等重大公共卫生事件，以及非典等流行传染病的考验，团队的专业能力得到进一步提升。我们的人员队伍不断壮大，从不到 10 名固定医生到现在有 60 名医生 ; 就诊量不断增长,2003 年急诊患者年挂号人数为 6 万多,2019 年年挂号人数超过 38 万,危重病人抢救成功率保持在 98% 以上。

当年搬进老急诊室,围绕"以病人为中心",我们进行了流程改造,相关探索荣获江苏省医院协会一等奖。此次老楼改造,我们优化功能布局,打造了"胸痛、卒中、创伤三大中心实体化"的大型救治中心,这在急诊领域属首创。

——急诊科主任 主任医师 黄中伟

我是个老急诊人了,从 1986 年起,就在急诊工作,见证了急诊科日新月异的变化。

2003 年刚搬进急诊大楼的时候,我们只有六七十名护理人员。现在,我们的团队发展成有 188 人的大家庭。我们队伍的壮大不仅体现在数量上,团队素质也在不断提升。急诊护理团队向全院输送了很多优秀的专科护士、护士长,以及职能部门的骨干力量,这里是培养人才的摇篮。

急诊有一支实力雄厚、配合默契、经验丰富的团队,大家能吃苦,有凝聚力,工作起来干劲十足,做出了很多成绩。站在新的起点上,急诊人一定会为患者提供更优质的服务。

——原急诊科护士长 主任护师 崔秋霞

急诊又要搬家了,这是附院急诊服务能力的又一次提升,也是医院救治水平的整体提高。作为急诊人,我很骄傲。

还记得 2003 年,我们搬进急诊大楼。敞亮的大厅、精心设计的各个单元、新引入的各种设备,使急诊的硬件条件得到很大提升。我们也有了专门的抢救室,当时的崭新大楼可以说是整个医院的地标,急诊室迎来了不少前来参观学习的兄弟单位。

近十年来,急诊就诊人数每年都在翻番,急诊室的就诊条件渐渐跟不上患者的就诊需求。在有限的条件下,我们加班加点只为救治更多的病人。再危重的病人,只要有一丝希望我们从不放弃。18 载春秋,老急诊室的每个角落都留有我们的汗水和付出。

——急诊科副主任 主任医师 沈雁波

难忘在老急诊室的时光,高强度、快节奏,但无论多辛苦,大家都一起扛。

这里不仅曾有我们的奋斗身影,还留下不少温馨回忆。逢年过节,坚守岗位的我们会做些菜、煲些汤,带到单位一起分享。年三十我们还有项老传统,就是值班人员每人点份肯德基当作"年夜饭"。而那些来自病人的每一封感谢信与每一面锦旗背后都有温暖的故事,给予

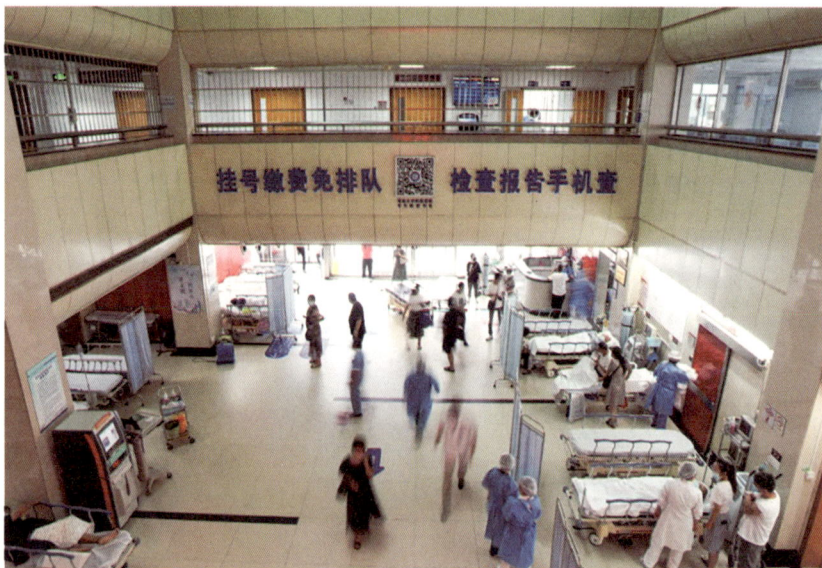

我们莫大的鼓励与鞭策。

老一辈急诊人是我们的榜样，他们全身心扑在工作中，以急诊为家。那一份无私与敬业，我辈应该努力传承下去。祝愿我们的急诊越来越好。

——原急诊科成人输液室护士长　顾玉慧

我是 2007 年参加工作的，一直在急诊，之前实习的时候也在急诊，对急诊很有感情。

曾记得，老急诊室原来只有一个抢救室，共 10 张床位，开始勉强够用。随着危重症病人和抢救病人的增加，床位紧缺，我们把洗胃室改建成第二抢救室，又增加了 8

张床位。即便如此还是满足不了患者的需求，无奈之下，我们只能将病人安置在大厅，最多的时候大厅里有20多名病人。后来，我们又将二楼输液室腾出些地方，改建成留观室，设置了10张床位，将抢救室里病情平稳些的病人转移过来。

搬到新改造好的急诊医学中心后，抢救室里有了37张床位，并且配备了先进仪器，硬件条件得到了极大提升。我们的老急诊室已经阶段性地完成了它的使命，期待它在升级后，焕发新生。

——原急诊科抢救室护士长 陈天喜

（2021年9月1日，南通大学附属医院微信公众号）

这个春节，小晴的故事感动了一座城

小晴姑娘来自江苏如皋,年仅15岁,2020年的大年二十九因误服剧毒熏蒸药导致心跳、呼吸骤停和频发室颤,当晚我院急诊科医护人员立即在紧急心肺复苏的同时实施体外心肺支撑(ECMO)。当时正值过年,医生们都主动放弃回家过年的机会,不分昼夜值守在小晴的身边。

经过惊心动魄的抢救后,小晴终于脱离了生命危险。但小晴的左下肢血流欠佳,一条腿由于感染面临截肢的风险,这些成为摆在医护团队面前最大的难题。急诊医学科主任医师龚辉联合主任医师黄中伟、主任医师袁鼎山、急诊重症监护室护士长吉云兰等组成医护团队,在认真评估之后反复确认最佳治疗方案。经过切开减压,反复扩创引流,控制感染,切口直接缝合,部分创面植皮成功,小晴姑娘的左下肢感觉部分功能目前已经恢复,运动功能还需出院后复健。

经过三个多月的治疗,2020 年 5 月 20 日,小晴终于出院了。朝夕相处了三个多月,虽有不舍,但是大家都为小晴感到高兴。临别时分还一直叮嘱小晴,在家好好锻炼复健。小晴说,感谢叔叔阿姨这段时间对我的照顾,在我心情不好的时候给我安慰和鼓励,出院之后我要努力锻炼,等我好了想再回来看看你们。这个"520"有温暖、有感动、有力量,医患携手渡过了一个又一个难关,终于迎来了胜利。

"直接'爆表',检测仪罢工!"

2020 年 2 月 10 日 17 时左右,面对从如皋紧急送到通大附院的小晴,医护人员立即给予了洗胃,但进入急诊监护病房后不足十分钟,小晴就出现了心室颤动,紧急除颤后短暂恢复窦性心律,值班医生姜岱山迅速深静脉置管行 CRRT(连续肾脏替代疗法)治疗,同时呼叫备班王亚运医生紧急支援。

CRRT 治疗期间,小晴的心脏反复出现室颤。室颤意味着心脏只是蠕动,而不是跳动,根本无力有效泵出血液,导致身体处于缺氧状态。雪上加霜的是,熏蒸药本身也会阻断呼吸链,出现组织缺氧,最后导致无氧酵

十年故事

解,产生大量的乳酸,引起极其严重的乳酸中毒。当时乳酸检测的结果大大超过了仪器可测量的极限高值,直接"爆表"。严重的乳酸中毒不仅抑制了心脏的跳动,还导致血管麻痹,无法测到血压。

"才 15 岁,就这么放弃太可惜了,实在舍不得!"

熏蒸药是一种剧毒除虫药,一旦燃烧或遇水,就会产生剧毒的磷化氢,阻断细胞的呼吸链,导致细胞无法利用氧,近年来,随着急救技术的提高,文献报道中才有成功救治的案例出现,但死亡率仍居高不下。

"才 15 岁,就这么放弃太可惜了,实在舍不得!"在场的医护人员无不痛心。

"上 ECMO!"值班医生姜岱山向急诊科副主任沈雁波提出建议。科主任黄中伟接到汇报后果断决定启动 ECMO 治疗。只要有一线希望,就决不放弃。

2 月 10 日那天正好是大年二十九,EICU(急诊重症监护室)的医护人员刚刚下班回家准备过年。沈雁波主任紧急调集 ECMO 人员。病情就是命令,大家没有半点迟疑,袁鼎山主任、王霆副主任医师、吉云兰护士长、严海霞主管护师等迅速回院集结。

"有了一点睁眼反应,当时我们都想哭了!"

ECMO 是目前世界上最先进的抢救措施,是通过置管紧急建立一套体外心肺支持系统。这次上 ECMO 不同以往,需要采用"VA"模式,建立心和肺的双重支持,置管要求更高。就在大家准备上机时,患者出现了心搏骤停,要立即给予萨博机心肺复苏。这对 ECMO 团队是更严峻的挑战:需要在进行心肺复苏的同时实施 ECMO。奋战了一个多小时后,患者终于成功接上了 ECMO 机,撤离了萨博机。

次日,"爆表"的乳酸指标终于降下来了,虽仍然高得吓人,达到 19.4mmol/L,是正常值 0.4 mmol/L 的数十倍,但仪器总算显示数字了,说明患者在心肺和肾脏支持系统的帮助下,细胞功能开始恢复。

"那晚我们的战斗从晚上七点多一直持续到凌晨四点左右,后来看到小晴有了一点睁眼反应,当时我们都想哭了!"王霆副主任医师感慨到。

"阿姨,我想吃橘子。"

2 月 16 日上午,受通大附院医学发展医疗救助基金会理事长倪松石委托,秘书长倪红兵和党委宣传部部长施琳玲一起来看望小晴,通大附院给予了救治费用的部分减免。当时,小晴已完全清醒,能够与人清晰对话。

当问到小晴有什么话想带给妈妈时,小姑娘的回答居然是:"阿姨,我想吃橘子。"出乎意料却真实的回答把现场的所有人都萌翻了。

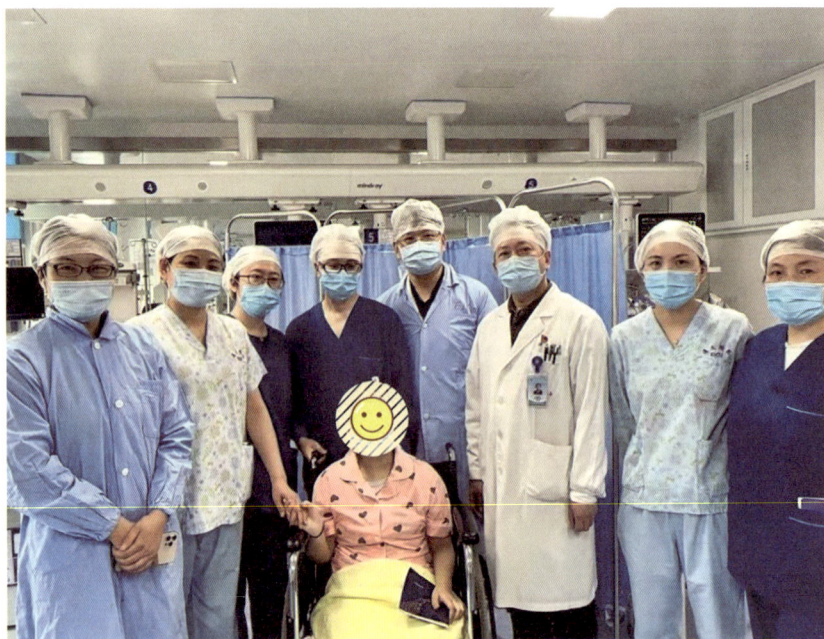

小晴的母亲腿脚不便,父亲也只打一些零工,家庭很是拮据,这场突然袭来的意外对这个家庭来说是一场噩梦。所幸的是,她得到了医护人员的及时救治、南通各大媒体的关注和社会热心人士的帮助。

2月16日夜,小晴的母亲在通大附院重症监护室外用手机打下长文《天使在身边》,她说:"大年初一,抢救室的外面是提心吊胆的我与孩子爸爸,里面是争分夺秒抢救我女儿的医生护士。如果没有姜岱山医生的建议,没有副主任沈雁波的连线，没有主任黄中伟的决断，生命险象丛生的小晴，也许真的看不到新年的太阳了。三天三夜，袁主任守在我女儿身边，一夜除颤达30多次。"

除了医护人员尽心救治外，社会上许多人也给予这个小姑娘以温暖。2月17日上午，小晴的母亲不小心把装着小晴爸爸东拼西凑给小晴准备的2万元救命钱和手机的包落在顺风车上，正当她手足无措的时候，一位路过的年轻男子先是安抚她的情绪，然后帮她找到了顺风车司机，找回了救命钱，这位年轻男子还默默地转了1,000元的爱心款却没有留名。除了这名年轻男子，还有亲自到急诊室雪中送炭的社会好心人士张小军，发来微信红包的社会好心人士邵振华、小笼包、大甞甞、晓影、夕阳再现、一叶知秋、休闲……

"如果天堂真有阶梯，我想我站在阶梯的中央，因为我看到了天使最美的翅膀。"小晴母亲在文中这样写道。

（2021年2月18日 掌上南通 蒋蕾蕾）

急诊医学中心为江海百姓健康护航
——南通大学附属医院西院区提档升级

2021 年 8 月 30 日,改扩建后的南通大学附属医院急诊医学中心开始试运行。近一个月过去了,急诊医学中心建设成效如何? 与过去相比有哪些变化? 老百姓就医体验得到哪些改善? 记者来到通大附院进行实地探访。

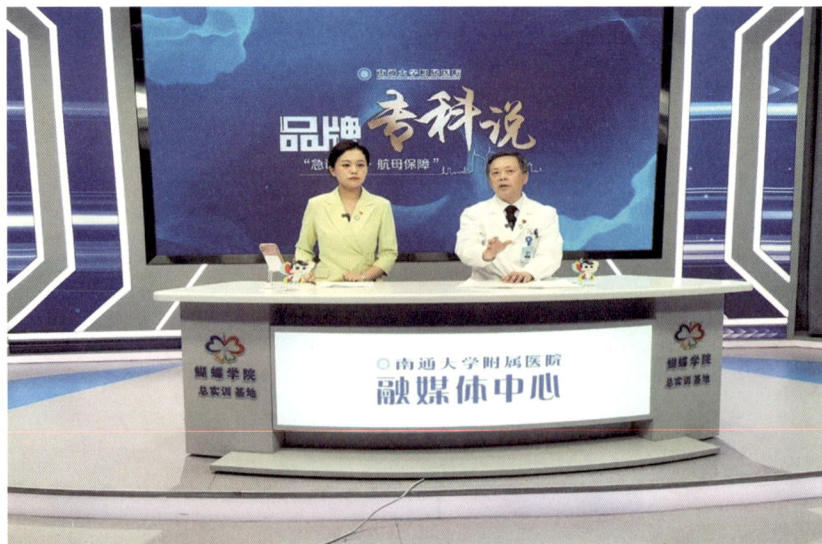

原有大楼换新颜，多措并举整合资源提效能

南通大学附属医院急诊医学中心的建设并非另起炉灶，而是在现有建筑的基础上，按照现代医院急诊急救的最新理念和模式，对老门诊楼进行翻修改造。"原来的急诊楼是 2003 年启用的，面积 7,000 多平方米。2019 年 9 月 22 日新门诊楼启用，原来的老门诊楼就空出来了。这空出来的大楼，我们就策划进行改造利用。"通大附院门诊部主任仇永贵说。医院想病人之所想，急病人之所急，谋划和实施急诊服务能力提升工程，着力发展急诊医学。鉴于老门诊楼与急诊楼紧密相连，便对老门诊楼进行改造，将老门诊楼全部融入急诊工作中。改造后，急诊的服务面积增加到 15,000 多平方米，急诊服务面积比过去翻了一倍还多，急诊抢救床位也增至 39 张，床位与床位之间相隔有 1.5 米，抢救条件得到了极大的改善。

急诊服务面积扩大、急诊床位扩充，是通大附院急诊医学中心建设成效最直接的体现。而急诊服务能力的提升，不仅仅是量的升级，更是质的飞跃。随着老门诊楼融入急诊工作中，医院将空间资源、医疗资源、时间资源充分整合，资源利用率得以有效提高。以儿童医学中心（在建）为例，在以前，儿科急诊医生归急诊医学科，儿科病房的医生归儿科，儿科门诊和急诊之间是有"一段

距离"的,患儿看病很不方便。有时候来看病的患儿特别多,门诊不够用;有时急诊患儿又多得不得了。通过这次急诊服务能力提升工程,把儿科和急诊的资源整合到一起,把门诊和急诊的用房合在了一起,把医生合并到一起,这样医院内部协调能力就增强了,而其出发点就是为了满足儿科病人的就医需求。

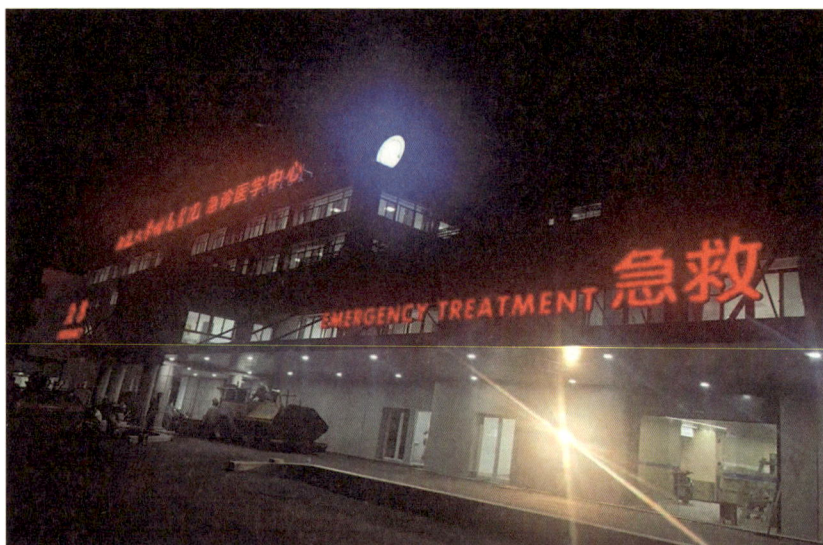

五大中心实体化,急诊患者诊治不出急诊楼

通大附院是国家高级卒中中心、中国胸痛中心、江苏省孕产妇危急重症救治指导中心、江苏省新生儿危急重症救治中心和江苏省创伤救治中心。这次通过改造,在急诊医学中心配置了一台专用 CT、两台 DSA,保证了卒中患者、胸痛患者能够快速介入诊疗,同时在急诊为这些中心配置了相关病区,进一步提升了卒中、胸痛、

创伤等中心的医疗服务水平。通大附院医务部主任周晓宇说："医院通过优化布局和流程，使得急诊医学中心的容量、医疗服务能力得到极大提升。比如说我们的 DSA 室，就设置在急诊楼里，患者在急诊楼中可以就近使用我们的医疗设备，医治效率大大提高。"急诊患者的诊治不出急诊楼，说起来容易，做到却很难。通过此次改造，医院在过去已有的急诊检验、药房、心电图等科室单元外，还增加了 CT、B 超、DR、急诊内镜等，方便急诊患者就近治疗，将"急诊患者诊治不出急诊楼"落到实处。

"这边一共有 9 个单元，胸痛单元、卒中单元、创伤单元……"记者跟随通大附院急诊科主任黄中伟来到急诊抢救区探访，基本床位、监护仪、手术灯等医疗设施均配备齐全，医生、护士正在紧张而有序地开展救治工作。"国家既然这么重视，我们就一定要把这项工作做好。卒中、胸痛、创伤、新生儿危急重症救治、孕产妇危急重症救治，这几大功能都能在急诊楼里实现，医疗设备、医疗功能都很齐全，不需要依赖急诊区以外的力量。"黄中伟表示，传统的医疗流程存在许多屏障，而打通医院之内的屏障是医疗改造的重中之重。在过去，脑卒中中心所涉及的病例，有的是神经内科诊治，有的是神经外科诊治，在诊治之前，还要先去做检查，要请神经内科、神经外科的专家会诊，如今医院把这些专家整合到了一起。

过去检查、手术、病房要跑好几个地方,现在这些都统合了起来,病人不需要再跑来跑去,所有医疗工作都可在急诊楼里完成。医院所做的一切,都是为患者打通院内的"最后两百米"通道。

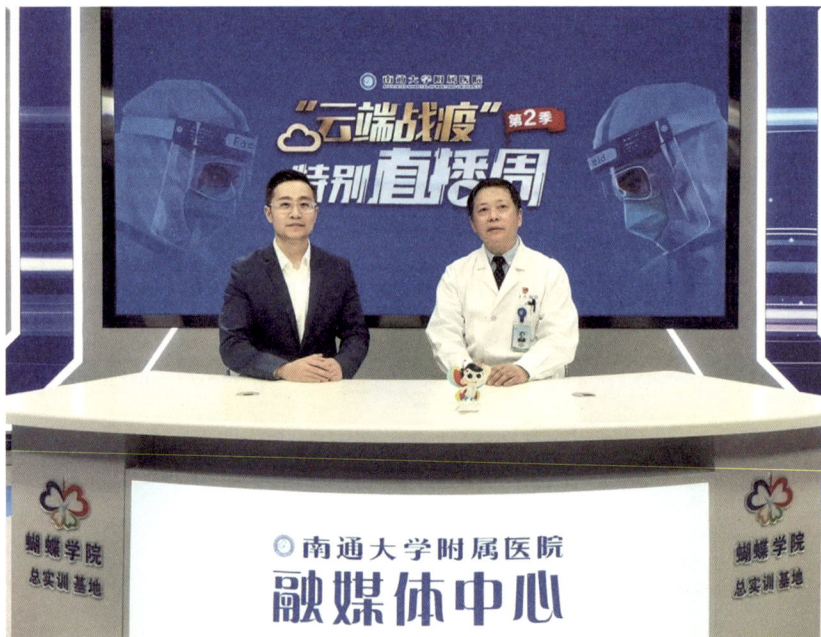

通过此次工程改造,通大附院配置了应急使用的隔离室,同时急诊区医疗功能齐全,实现了急诊的闭环管理,确保了公共安全和医疗安全。门诊部主任仇永贵介绍道,由于急诊区医疗功能齐全,急诊手术、治疗、检查、收费等都能够在新的急诊楼里进行,故而形成了独立的急诊单元。一方面,急诊区形成独立单元,是急诊医学中心建设的必然结果,也体现了急诊楼的高效率与一体化；另一方面，闭环管理减少了急诊区病人与其他区域病人的接触，降低了交叉感染的风险。

分级管理落实处，解决医院"急诊急不了"难题

许多患者只信任大医院，不管自身病情急不急、危不危，都会到大医院急诊科就诊。非急诊患者占用急诊资源，使急诊资源不能得到合理利用，使得医院救治危重症患者的能力得不到充分、有效地发挥。为解决"急诊不急""急诊急不了"的问题，急诊医学中心利用改造之机，大力推行急诊分级管理，把有限的急救资源更好地用于抢救急危重症患者。急诊分级对许多患者和家属而言也是一次理念的转变。许多非急病患者并非故意占据急诊资源，而是由于缺乏相关专业知识，分不清急病与非急病。急诊分级之后，非急病患者占用急诊资源的现象明显减少，更多非急病患者自觉到门诊就医，不再与危急患者抢急救资源。"急诊是救命的地方，将宝贵的医疗资源与服务能力用在刀刃上，用在真正需要急救的病人身上。许多非重症病人迫切希望解决自身问题，我们也很理解，但危重症病人面临的生命危险是最为紧迫的，这一点绝对不能变。"通大附院门诊部主任仇永贵说。通大附院通过急诊分级，让一些病情程度一般的患者对自身病情有了更多了解，让他们自觉选择小医院、

社区医院,努力实现国家要求的分级诊疗。急诊医学中心对接诊的患者实行一、二、三、四级的分级管理,对一、二级患者安排在红区即抢救监护区。对三级患者,安排在黄区即密切观察区。对四级患者,安排在绿区即相对安全区,也就是急诊各诊室。记者在急诊楼楼门处发现,急诊楼分设三个入口,分别为急诊急救入口、急诊非抢救入口以及儿童急诊入口(在建)。紧急情况下,救护车会将病人径直载至急诊急救入口,护士用抢救车将重症患者直接推进抢救室抢救,号都来不及挂。而急诊楼设置三个入口就是为了根据病情轻重缓急进行分流,根据大人小孩进行分流,缓解人流压力。

为了更合理高效地利用医疗资源,医院对老急诊进行改造,将儿科门诊与急诊合并,成立儿童医学中心。儿童医学中心的独立设置,使儿童无须和成人一起排队就诊,减少了交叉感染机会以及排队等候时间。专为儿童打造的内部装饰,符合儿童心理需求,为儿童提供了一个独立、温馨、舒适的就医环境。儿童医学中心内功能布局齐全,集儿童门急诊、儿童抢救、康复治疗、心理测定、健康教育为一体,在儿童就诊高峰期还可以满足开设儿科夜间急诊的需求。

通大附院党委书记高建林表示,急诊医学中心的启用,能够真正实现生命救援的最短时间、最近距离、最高效率,是一次大胆的尝试与突破,更展现了医院现有院区(西院区)的提档升级,体现了医院"以人为本,生命至上"的理念。通大附院自我加压,把现代急诊急救理念融入功能布局和流程之中,借改造之机提升整个西院区的急危重症救治服务能力,力求实现急诊急救水平和服务能力的最大规模、最强功能、最佳流程、最高水平。为千万江海百姓的健康与生命保驾护航,为千万江海百姓享受美好生活提供更高的生命质量和更长的生命周期,永远是新时代附院人的初心与使命。

(邵勇林)

重视科技创新能力培养，提升学科建设核心竞争力

急诊医学科室高度重视管理优化、科技创新、质量提升，助力学科建设发展。

定期举办高质量学术论坛 有效提升学科影响力

定期举办国家级继续医学教育项目"急诊心脑血管疾病救治及重点技术规范化培训学习班""南通急诊'医岱引领 医路同行'城市高峰论坛"，对急诊重症医学领域的最新临床进展与热点问题、科研方向、管理模式开展专题讲座，涵盖多个心脑疾病专题。会议内容紧跟国内外急诊医学新进展、新动态、新理念，拓宽思维，创新理念，不断为急科理论与实践注入新活力、新元素、新理

念,为进一步推进急诊规范化建设做出积极贡献。

重视基础与临床科学研究

近年来,科室先后承担国家级、省级、市厅级科研项目 20 余项,其中,获得国家自然科学基金面上项目、国家自然科学基金青年基金项目 3 项。

发表论文 400 余篇,其中,SCI 206 篇,最高影响因子 9.3;取得国际 PCT 及国家发明专利 20 余项;先后获江苏省医学新技术引进一等奖 1 项、二等奖 2 项,江苏省教育厅教学研究成果三等奖 1 项,南通市医学新技术引进奖一等奖,南通市科技进步奖二等奖、三等奖等 4 项。

起草江苏省省级团体标准 1 项,南通市市级地方标准 5 项。

学科综合影响力稳步提升

中国医院、中国医学院校科技量值排行榜是政府和业界公认的衡量医院学科、专科建设综合水平的权威榜单之一。

在 2020 年度中国医院、中国医学院校科技量值排行榜中,急诊医学科列中国医院 STEM 排名全国第 27 名,全省第 2 名!

在 2021 年度中国医院科技量值（STEM）暨五年总科技量值（ASTEM）中，急诊医学科列中国医院 STEM 排名全国第 39 名，全省第 2 名！

中国医学科学院是国家医学研究机构，该机构主要立足于我国医学卫生健康事业高质量发展布局，研究建立并完善医学科技评价体系。其在前期"中国医院科技影响力评价"研究基础上，2018 年首次提出"科技量值（STEM）"概念，创建了立体综合、指标翔实、导向性强的医院科技评价体系。附院急诊医学科始终坚持以中国医院科技量值评价体系为"指挥棒"，以学科建设为引领，以临床需求为导向，以平台建设为支撑，突出高质量临床研究与科技产出在学科建设中的作用，连续多年入选年度百强榜单，为医院高质量发展奏华章而贡献力量。

（蒋海燕　薛晓慧）

弘扬劳模精神 普及急救技能

——"急救知识进万家"志愿服务系统活动

随着经济社会的发展,人们的健康意识明显提高。但各种急危重症、意外伤害时有发生,威胁着人们的生命和健康,已成为全球性公共卫生问题。我国每年因意外伤害死亡的患者约 70 万人,是居民死亡原因的第 4 位至第 5 位。急救知识的普及能使公众实现及时、有效的现场自救和互救,赢得宝贵的抢救时机,提高抢救成功率。在一些经济发达的国家,公民的急救水平甚至是衡量城市生活水准和社会发展水平的标志,因此,提高公民急救水平是迫在眉睫的民生大计,是推进健康中国建设的奠基石。

初心及使命

急诊医学科以习近平新时代中国特色社会主义思想为指导,秉承"大医精诚 以宏慈善"的院训,以弘扬"奉献 互助 友爱 进步"的志愿者精神为宗旨,以"科学科普,急救知识进万家"为使命,将"互联网 +"与医院志愿服务进行融合与创新,开拓新的医院志愿服务模式,统一管理,丰富活动,打造志愿服务品牌,为医院新发展打造新形象、注入新活力,推动了医院志愿服务工作的发展。

定制化急救知识普及

项目主要通过组织社工部、医护急救宣教团成员,走进社区、学校、单位、工地等场所,结合各单位实际情况进行量身定制的自救互救知识宣教,包括卒中、胸痛、创伤患者的紧急救治和科学应对,规范化开展调研、宣教培训及随访,提升人民卫生应急自救互救素养。在南通全市范围内开展急救知识宣教和急救技能培训,向南通市广大市民推广普及自救、互救、急救知识,让市民掌握简单可行的急救技能,不断提高市民在日常生活中应对突发事件的能力,进一步推进"健康中国 健康南通"的建设。

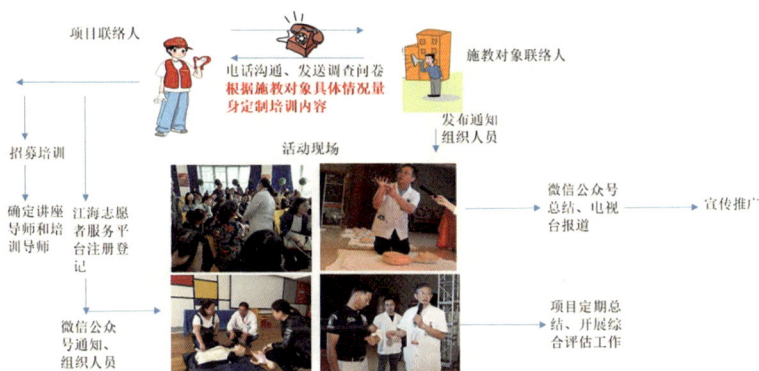

项目的管理模式

该项目自启动以来,医院组织院内志愿者进社区、学校、工地等场所,结合各单位实际情况及施教对象具体情况,量身定制培训内容,开展相应的自救互救知识宣教,普及卒中、胸痛、创伤患者的紧急救治和科学应对。先后已走进通州苏池村为村民进行急救知识培训;走进崇川区任港街道弘运社区为居民进行急救知识培训;走进开发区民主港社区为居民进行急救知识培训;走进南通市环境卫生管理处对环卫处环卫工人进行应急救护实训活动;走进南通大学,对学生骨干进行了海姆立克急救法、心肺复苏、创伤包扎等技术的培训;走进银花苑幼儿园,对幼儿及家长进行急救知识培训;走进虹桥街道虹东社区开展"关爱老年健康"义诊活动;重阳节走进社会福利院,给工作人员带去急救知识,并关爱孤寡老人和儿童;走进文峰城市广场,给城市广场工作人员及广大市民带来商场常见意外伤害及急救技能;走进建工集团,为建筑工人及管理人员带来工地常见意外伤害及急救措施;走进儿童培训机构,为工作人员及家长培训儿童常见意外伤害及急救措施……这样的活动还有很多很多,平均下来每月 3~4 期,受益人数高达 20 万余人。在宣传讲课过程中,志愿者以典型案例为基础,向广大人民群众传播急救理念,强调发生溺水、触电、烧烫伤、异物卡喉、中暑、高空坠落等突发状况时的最佳救援时间;通过现场互动,"手把手"地给群众示范自救互救技能,重点是心肺复苏术流程和操作技巧,还安排利用模拟人,学会清除口腔异物、人工呼吸、胸外心脏按压等急救操作练习。

子项目"关爱下一代 劳模爷爷在行动"志愿服务项目是急救知识进万家志愿服务项目中针对学龄前儿童少儿开展的一项志愿服务活动,活动内容主要包括告诉幼儿幼儿意外的类型伤害及如何急救互救。该项目自开展以来,以学校为单位,先后走进五山幼儿园、机关幼儿园、第二机关幼儿园、银花苑幼儿园、海门中学等;以社区为单位,先后走进宏运社区、虹桥社区等。相关宣教团成员多次受邀到南通电视台,进行儿童气道异物急救、创伤包扎处理等的培训。该项目丰富了儿童及家长的急救知识,提高了儿童、家长、老师、社会大众面对紧急情况的应变能力。

　　每一个地方培训结束后,大家普遍表示欢迎,认为志愿者把艰涩难懂的医学知识讲得通透、活泼、生动明了,自身的应急处置能力得到明显提高。通过培训,使群众在发生突发事件时,能更好地进行自救和互救,从而达到"挽救生命、减轻伤残"的目的。为扎实推进"健康中国,健康南通"建设,积极传播社会主义核心价值观,营造"人人会急救,急救为人人"的良好氛围。

定点支援急救知识　科学普及志愿服务

　　在进一步的培训过程中,我们没有将支援服务范围局限在南通市内,而在推进健康中国"共建共享、全民健康"战略主题的引导下,派驻医师定点支援响水县人民医院、新疆克孜勒苏柯尔克孜自治州人民医院、新疆伊宁市人民医院、陕西南郑区人民医院等,在当地开展卫生应急宣教。目前受益人数超过 20 万余人。

　　通过定点支援急救知识培训,提高了当地群众面对紧急情况时的自救和互救能力,进一步推进了"健康中国"的建设。在未来的定点支援服务中,我们将继续推进该项目的普及范围,提高老百姓的自救互救急救能力,将急救知识送进千家万户。

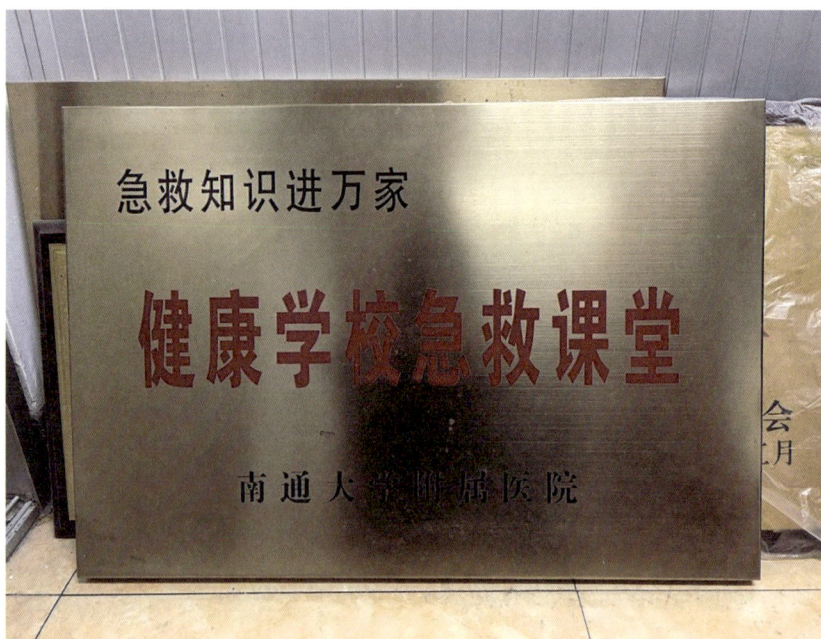

急救知识科学普及志愿服务宣传方式

该项目主要通过南通大学附属医院网站、微信公众号、院报进行宣传推广,通过南通大学附属医院急诊医学科微信公众号对外发布项目动向;同时通过南通电视台新闻综合频道、教育频道、公共频道的《NTTV 新闻》《城市日历》《总而言之》《健康我来了》等节目进行急救知识科普,通过《江海晚报》《江苏健康家庭》等报纸通信报道。

急救知识科学普及志愿服务相关荣誉

"急救知识进万家"志愿服务项目自 2016 年 5 月启动以来,成功开展了 402 期卫生应急自救互救知识普及活动。2017 年南通大学附属医院志愿服务队荣获"南通市优秀志愿服务组织",急诊医学科"急救知识进万家"项目荣获"南通市优秀志愿服务项目",1 人荣获"南通市优秀志愿者"。2018 年"急救知识进万家"获江苏省首届卫生青年志愿服务大赛金奖。2019 年 1 人获南通市医学会优秀医学青年之星。2020 年 1 人获 2020 年度全国最美医务社工荣誉称号。2022 年获第六届"江苏慈善奖"。

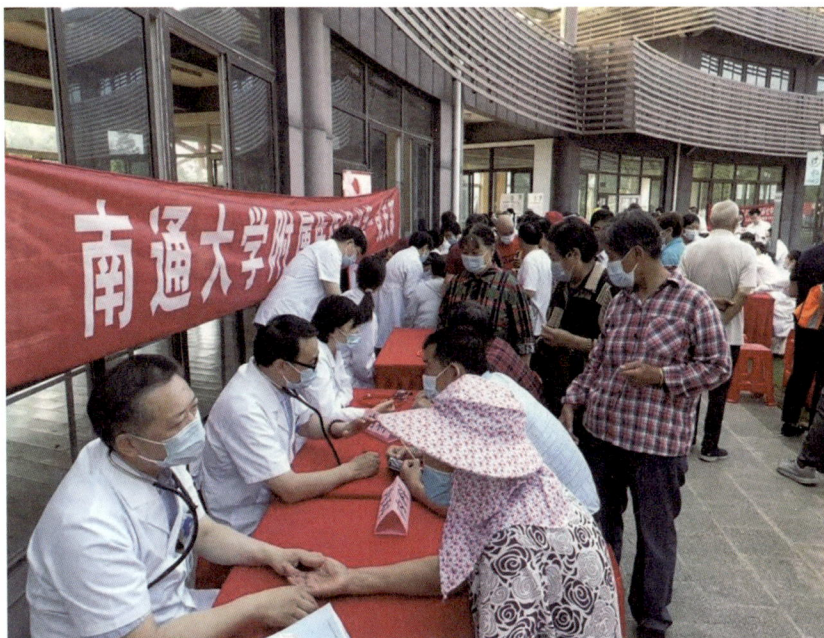

急救知识科学普及志愿服务发展规划

该项目初期由南通大学附属医院急诊医学科、黄中伟劳模创新工作室、南通大学国家级临床技能训练中心等组织开展一项志愿服务项目,是南通大学首批"学雷锋志愿服务标准化站点",属于江苏卫生应急自救互救素养提升工程项目。后得到社会各界和江苏省卫健委应急办、南通市总工会、南通市医学会、南通电视台等部门的大力支持。南通市总工会积极组织市有关直属基层企业工会开展该项目的服务活动。

2017年开通"南通大学附属医院急诊医学科"和

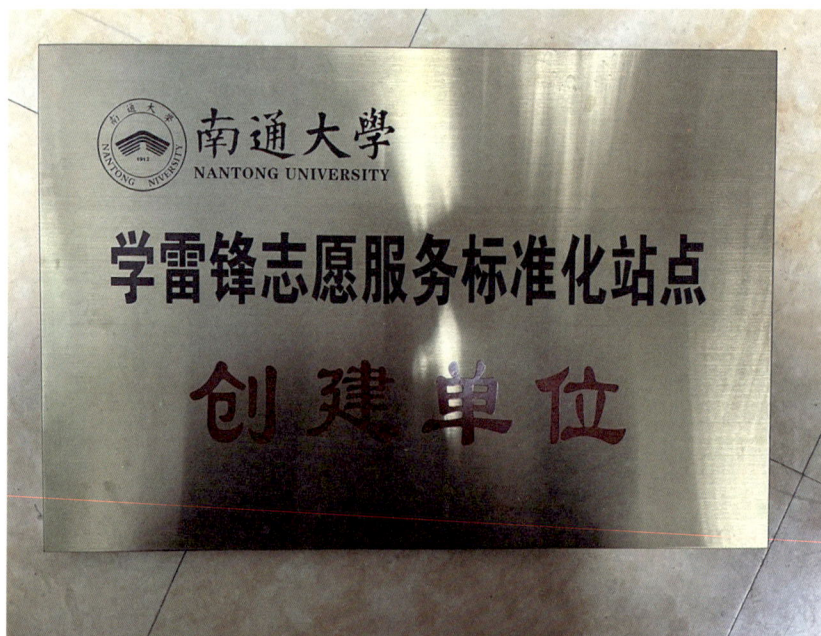

"黄中伟劳模创新工作室"微信公众号,利用网络平台进行志愿服务活动及急救相关知识的宣传。志愿骨干力量受邀到南通电视台新闻综合频道、教育频道、公共频道的《NTTV新闻》《城市日历》《总而言之》《健康我来了》等节目进行急救知识科普。"急救知识进万家"志愿服务项目受到南通电视台的大力支持,每期活动都有南通电视台的两名记者跟踪采访,活动报道还刊登于《江海晚报》等媒体平台上,具有可持续发展前景。

2018年"急救知识进万家"志愿服务项目主要参与人员获得江苏省"居民急救知识科学普及社工服务指南"项目立项。2019年1月,在此前的基础上,创新

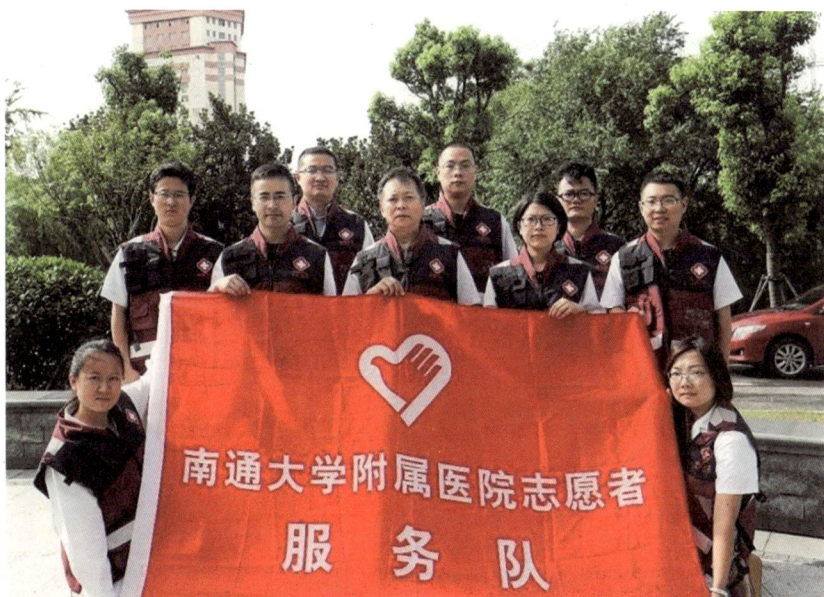

性地设立了专职社工师 1 名 ;率先提出医疗与社会工作联动的科学知识普及模式并常规性开展 ;起草了省级团体标准一项、市级地方标准两项,推动志愿服务社会工作的规范化开展。

"急救知识进万家"志愿服务项目再获殊荣

2022 年 9 月 5 日,在"中华慈善日"和"江苏慈善周"到来之际,第六届"江苏慈善奖"表彰大会在南京举行。30 家单位、20 家慈善组织、39 个集体和个人、30 个慈善项目荣获第六届"江苏慈善奖"。其中,"急救知识进万家"志愿项目荣获"最具影响力慈善项目"。

"江苏慈善奖"作为江苏省慈善领域最高奖项,每

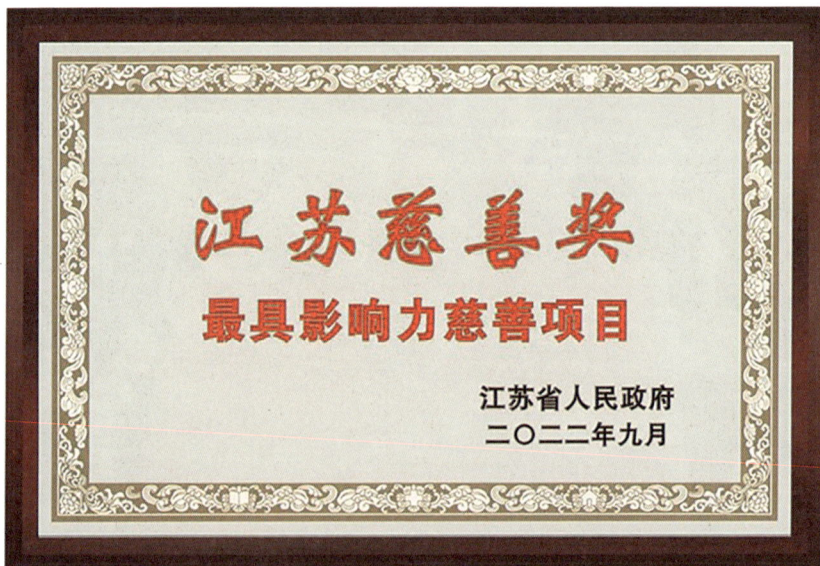

两年举办一次,是全省创新社会治理、促进和谐发展的一个最美剪影,有利于激发全民向善、人人为善的昂扬热情,带动更多社会力量参与慈善事业。

(黄中伟 蒋海燕)

实体化多中心建设，提升急诊急救新高度

　　急诊的学科性质究竟怎样？急诊医学的学科方向到底去向何处？一直是困扰急诊专业的重大问题。经过认真思考和分析，我们认为急诊科既是重要的特殊的临床专科，也是医院重要的平台科室，其体现在专业上以危重症抢救、鉴别诊断等为主，在工作中承担各专科危重病的首诊救治和后续转接。

　　在医院领导的支持下，2004年起开始组建急诊ICU病房，将各类重症技术前移，同时着力培养急诊、重症医疗专业人才。2010年国内心血管专业推动"胸痛中心"建设，开启了三大中心（后为五大中心）建设序幕。此举对心血管疾病、脑血管疾病、创伤疾病等的救治起到积极作用，也为我们急诊抢救工作开展起到很好的支撑作

用,使得急诊抢救大平台的作用更加突显。

在此基础上,为了更快更好地抢救病人,保障急诊绿色通道的畅通,提高急危重症患者的抢救成功率,完善原有绿色通道的管理体制,急诊医学科利用门急诊楼改造时机,在业内率先将三大中心全部建成实体化,打通院内救治"最后200米"。

一、创伤中心。我院急诊外科建立已有30年,通过此次实体化改造建成创伤中心。目前拥有创伤复苏室、创伤手术室3间、创伤病房40张床、创伤ICU10张床、急诊影像设备等。可开展的手术包括腹腔多脏器伤、严重骨盆骨折、严重多发伤、选择性肾动脉和骨盆严重创伤的栓塞止血等。

二、胸痛中心。2019年以心血管病区为班底,整体入驻急诊区域,配有抢救室平台、病床36张、专用DSA手术室、床旁检测设备等。可开展急诊溶栓、急诊PCI手术等。

三、卒中中心。2021年由神经内科、神经外科两科介入组联合组成,入驻急诊区域。配有抢救室平台、病床60张、专用DSA手术室等。可开展静脉溶栓、取栓碎栓、桥接治疗、急性脑梗死动静脉联合溶栓、颅内外血管支架成形术、动脉瘤栓塞术等。

四、多中心建设。为急诊儿科开设单独通道,加设

PICU 病房,创建儿科救治中心。妇产科依托急诊抢救平台完成救治后,进入 ICU 或 EICU。手外科中心已在急诊中心运行 20 多年,可开展断指再植等手术。血管介入中心已加入急诊中心数年,在急诊介入止血等方面取得佳绩。

急诊医学科通过实体化多中心建设,实现了对危重病人的及时救治,缩短了抢救环节中重要的时间环节,社会及同行对这种模式给予了充分的肯定和由衷的赞扬。

(黄中伟)

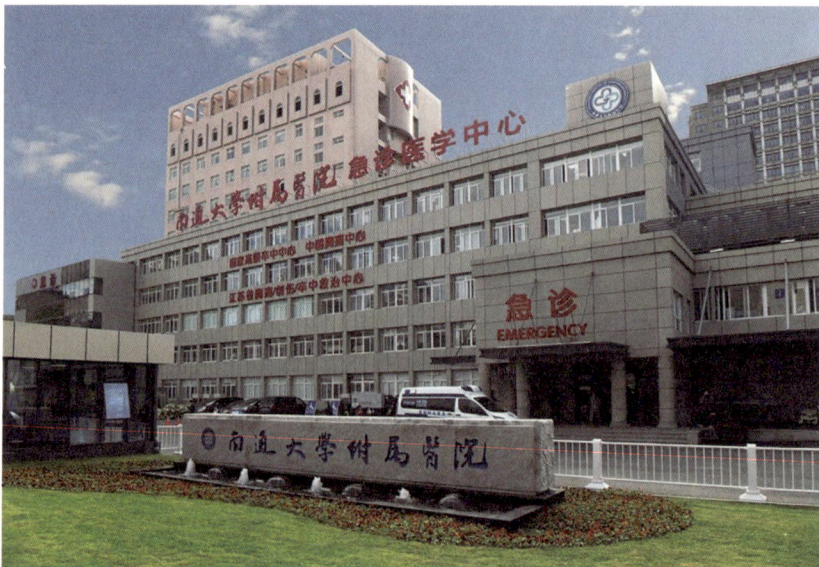

通大附院东院区，南通唯一国家级高级卒中中心再升级

作为南通卒中领域的佼佼者，南通唯一挂牌的国家级高级卒中中心——通大附院东院区神经介入中心病区，以多学科融合、实体化运行的全新模式于 2024 年 9

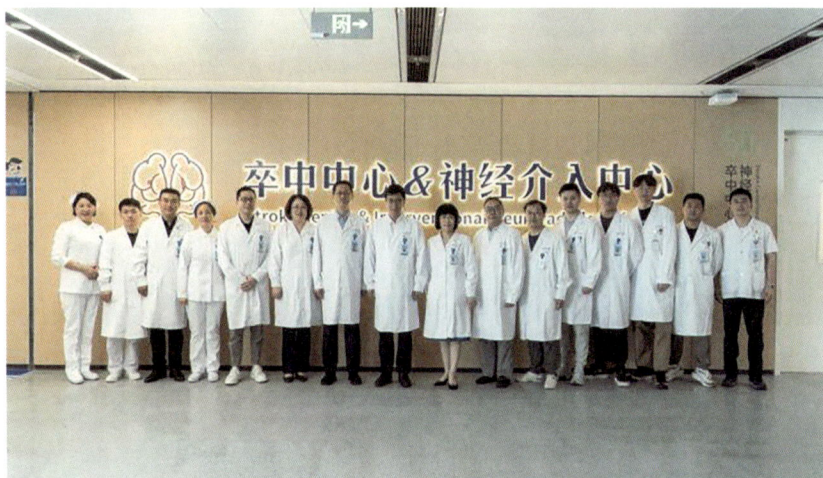

月 3 日起正式运行。神经介入中心是神经疾病诊疗中心的组成部分,而神经疾病中心是国家临床重点专科建设项目、省级区域医疗中心。其绿色通道畅通无阻,神经介入设备先进,技术力量雄厚,手术体量大,医疗服务辐射周边广大区域,真正做到了"时间就是大脑,时间就是生命"。

东院区卒中中心位于急诊中心 50 区。脑卒中患者从 1 层红黄区通过内部电梯,可直达 4 层的急诊导管室、急诊手术室、急诊监护室,以及 5 层的神经介入病区,实现了无缝对接,极大地提升了救治效率。病区目前开放床位 30 张,下设 3 个诊疗组,全部能独立开展各类缺血性和出血性脑血管病的介入诊疗工作。

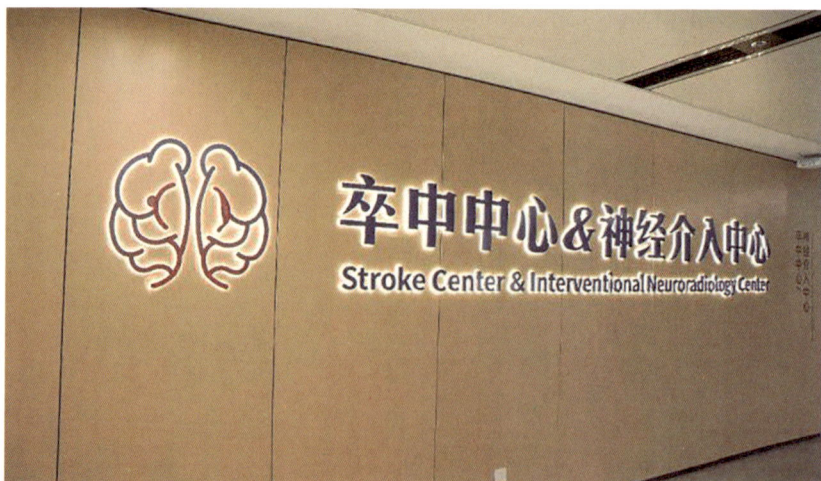

在环境改善方面,科室引进了双 C 高清平板 DSA、数字化手术转播系统、脑血流动力学分析工作站等一系

列先进设备;病房环境更加宽敞明亮,为医护人员和患者提供了温馨舒适的休息和治疗环境。除了硬件设施的升级,东院区的医疗团队同样强大,学科带头人的诊疗团队和高年资的主诊医师率先入驻,并定期进行诊疗组轮换,确保东西院区同质化管理及医疗资源平衡,让患者无论在哪个院区都能享受到同样高水平的医疗服务。

在流程优化方面,附院西院区急诊绿色通道的检查、就诊、住院一站式服务,极大地提升了患者满意度。而东院区提前布局,复制了西院区一站式服务的模式,让患者不出楼就能完成所有诊疗流程,真正实现了便捷高效。

此外,科室还特别注重科普氛围的营造,专门定制了手术器具的水晶摆台供患者参观。通过生动的术前宣教,结合手术器具和血管模型的讲解,让患者在就诊过程中也能感受到浓厚的科普氛围,提升健康意识。

东院区运行后,随着交通条件的改善、设备的投入以及病房条件的提升,卒中中心的服务质量必将更上一层楼,为更多患者带来生命的希望与光明。

(南通发布,黄玉婷、徐海慧)

我院首个江苏省标准化试点项目正式启动

2023年5月,由江苏省发展和改革委员会、江苏省市场监督管理局联合发文,确定了江苏省省级标准化试点项目落户我院。江苏省卫生健康委员会基层健康处副处长汤苏川,南通市发展和改革委员会党组书记、主任尹建勇,南通市卫生健康委党委书记、主任张兵,南通市市场监督管理局党组书记、局长秦艳秋,南通市市场监督管理局党组成员、副局长陶建,南通大学党委常委、副校长、我院党委书记施炜,院党委副书记、院长史加海,院党委委员、副院长赵建美,院党委委员、副院长鲁菊英等出席了会议。启动仪式由史加海主持。

会上,全国先进工作者、我院急诊医学科主任黄中伟教授汇报了省级标准化试点项目的结构框架。汤苏川、尹建勇、秦艳秋、张兵、施炜、史加海、黄中伟共同启动了江苏省标准化试点项目。

会议同期举办了国家基层卫生人才能力提升培训标准化急诊急救孵化模式应用研讨会暨"高站位谋划、高起点规划、高水平建设、高质量服务、高效率推进"标准化急诊急救模式启动仪式。陶建、赵建美、鲁菊英、黄中伟等共同启动了我院"高站位谋划、高起点规划、高水平建设、高质量服务、高效率推进"标准化急诊急救模式。

黄中伟教授带领团队从 2018 年开始在急诊急救领域引入标准化理念。2023 年国家基层卫生人才(急诊医学科)能力提升培训落户我院,在全国急诊领域属首家。黄中伟教授团队开展了系列标准化相关工作,在急诊急救、全科医学、医务社会工作领域对标准化体系的建立、标准化人才培养、内部管理、科技成果转化等方面进行了深入的探讨,在宣传培训、标准体系建立、组织实施标准、持续改进等阶段形成了具有自主知识产权的研究成果。近 5 年先后起草了一项省级团体标准及两项市级地方标准,在卫生健康领域标准化方面做了大量的工作。

(2024 年 1 月 5 日 蒋海燕)

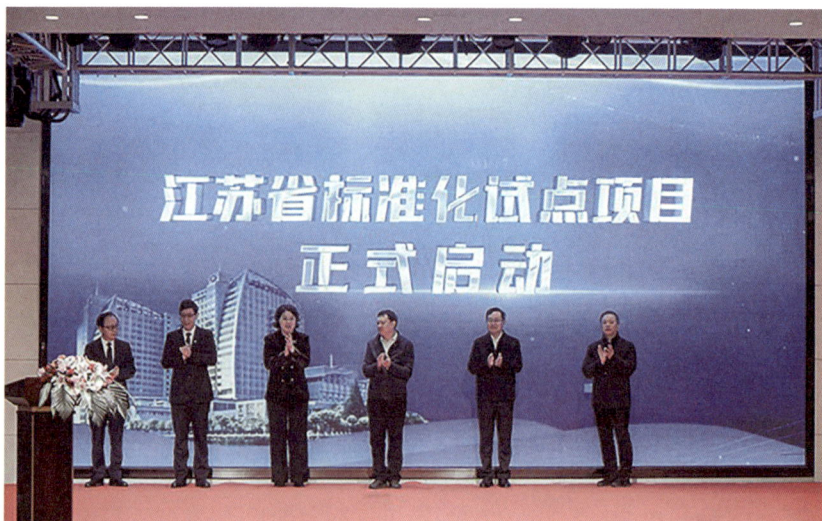

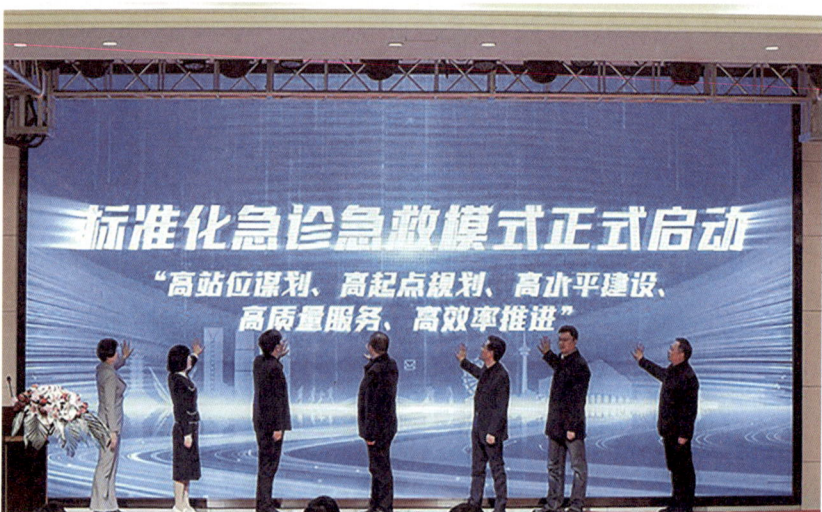

十年故事

江苏省农村区域性医疗卫生中心
接诊分诊中心建设指挥中心落户我院

　　2024 年 3 月 29 日下午,江苏省农村区域性医疗卫生中心接诊分诊中心建设启动会议暨 2024 年国家基层卫生人才(急诊医学科)能力提升培训启动会议在南通大学医学院举行。南通市卫生健康委员会党组成员、副主任刘拓,基层健康处处长王严国,南通大学医学院院长陈罡,我院党委委员、副院长赵建美出席会议。

　　启动会议上,陈罡和赵建美分别讲话,对如何做好基层医疗机构急诊急救培训工作进行了部署,对提升急诊急救中心能力建设给予了大力支持。

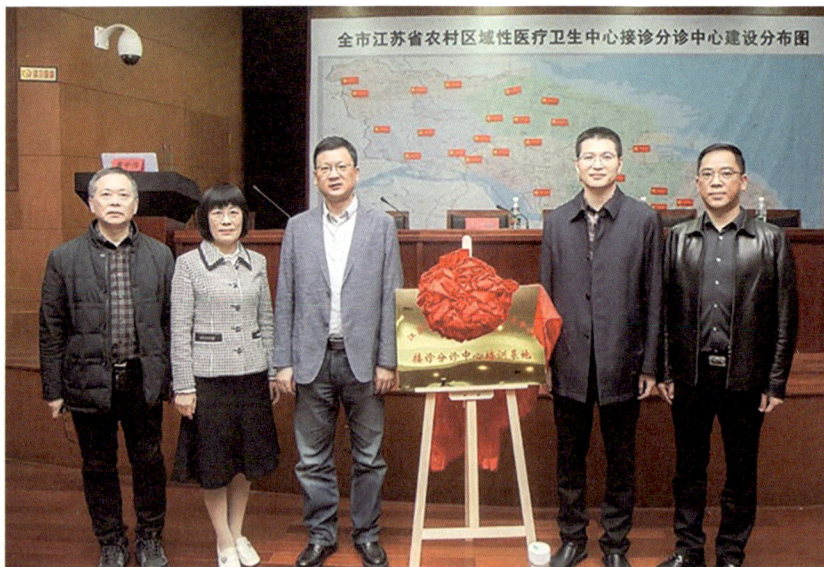

刘拓就接诊分诊中心建设提出具体要求：一要提高认识，明确目标。要以基层首诊、精准分诊为目标，进一步加强接诊分诊中心标准化建设和规范化管理，提升全市卫生健康领域对农村区域性医疗卫生中心建设工作重要性的认识，强化工作成效。二要强化措施，细化方案。按照"指挥中心分步实施、29家单位样板推广、行政＋专业统筹推进"的原则，突出工作重点，先抓试点、逐步推广、点面结合、全面推进，加快形成片区居民有序就诊转诊的新格局。三要资源整合，建设高地。把接诊分诊中心建设成解决急危重症的高地和网格化服务平台，在全省甚至全国该领域形成南通特色、创造南通样板，进一步满足人民群众的医疗需求。四要质量控制、社会监督。基层医疗卫生机构能力提升建设是一项长期的民生工程,既要加强对指挥中心的管理监督,也要加强对建设单位的服务监督,逐步建立和完善多元化的工作评价机制。

会上,刘拓、陈罡、赵建美、王严国和我院急诊医学科主任黄中伟为江苏省农村区域性医疗卫生中心接诊分诊中心建设指挥中心、江苏省农村区域性医疗卫生中心接诊分诊中心培训基地揭牌,为各农村区域性医疗卫生中心颁发"接诊分诊中心"牌匾。

会议由黄中伟主持,各涉农地区卫生健康行政部门分管领导、相关科室负责人,各地农村区域性医疗卫生中心负责人参加会议。

（2024 年 4 月 1 日 蒋海燕）

第二部分
十年身影

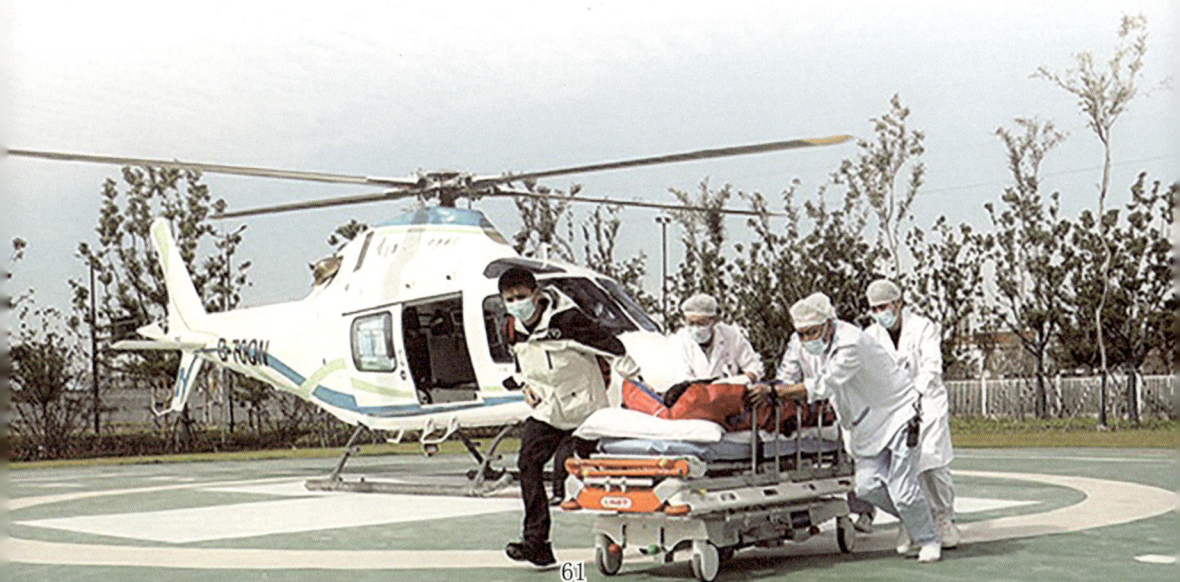

风雨多经人不老，关山初度路犹长

——记南通大学附属医院急诊医学科主任黄中伟

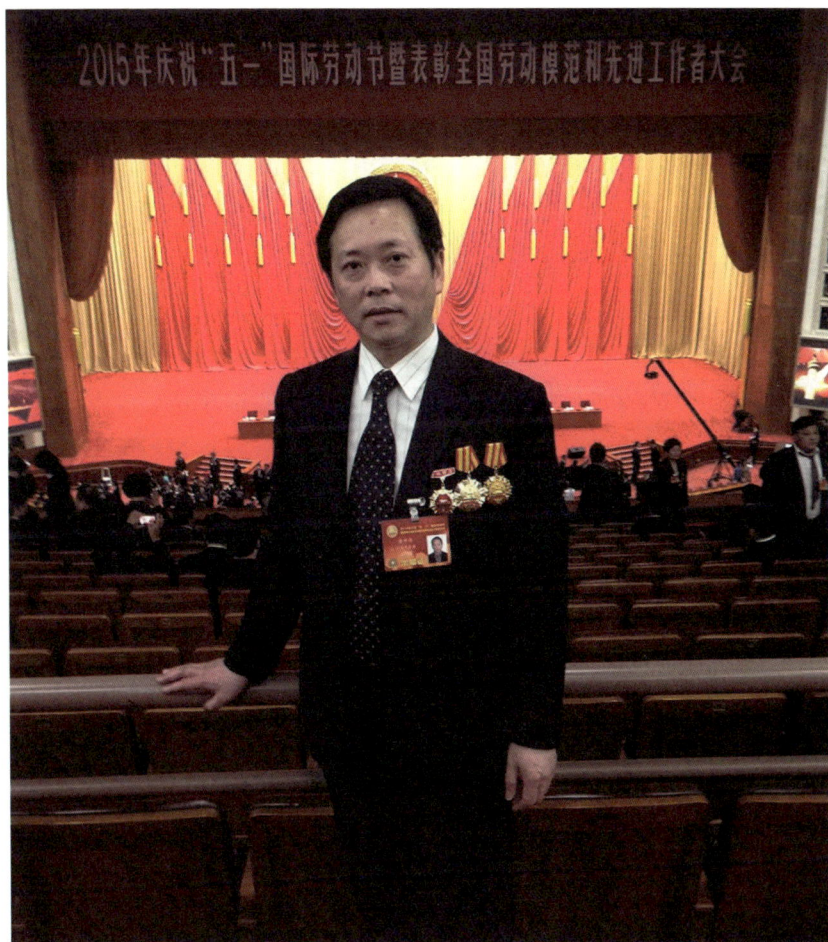

急诊科是一所医院中急危重症患者最集中、病种最多、抢救和管理任务最重的科室,急诊医学科的水平一定程度上可以反映一家医院的综合实力和临床医学的总体水平。在坚守医疗一线数十年的南通大学附属医院急诊医学科主任黄中伟看来,急诊科室是冲在全院最前方的特种部队,不仅要反应快速、战斗力强,对医护人员的要求更是全面而严格,专业知识、应急反应、心理疏导、人际关系……缺一不可。作为科室领军人,"救急危德厚至善,杜微渐业勤至精"是他提出的科训,也是他的承诺与实践。

厚植沃土 萃就精华

黄中伟擅长急危重症的救治。2002 年初,出于工作需要,领导决定让他担任急诊科主任,他带领整个团队经过长期努力,把附院急诊科从一个仅有几名固定医生的小科室,发展成为拥有 100 余名医护人员的江苏省临床重点专科。

新急诊中心成立时,黄中伟等自加压力,提出"医生要围着病人转"的急诊抢救模式,包括从 120 救护车上主动接病人、多科医生集中在抢救室处置危重病人,再到陪送危重病人入院送检。事实证明,"医生要围着病人转"让抢救更靠前、联动更迅速、救治更高效。这一急

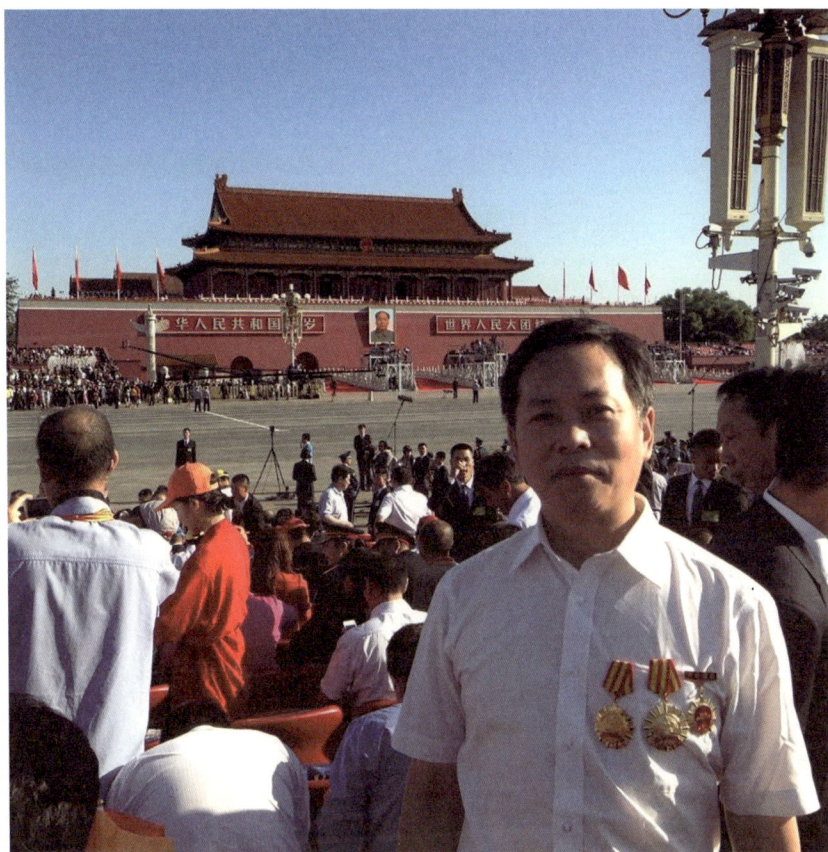

诊抢救新模式,先后被多家医院采用,惠及千万危重病人。到 2014 年,急诊科年就诊人数超过 28 万人次,年抢救病人 10,000 余人次,危重病人抢救成功率达 98%。

作为"三甲"医院急诊中心的主任,黄中伟每天都面对各种各样的病人和大大小小的抢救,一年 365 天,他随时可能接到抢救病人的任务,他也随时准备冲锋陷阵。抗击"非典"时,他带领科室人员积极应对,及时发现并妥善处理了全省第一例"非典"病人;在抗击"甲流"

战役中,他勇挑重担,担任院"甲流"危重病房主任。他在急诊抢救、危重病、重大灾害性事故等救治方面有着丰富的临床经验,成功地救治了许多濒危病人。他致力于加强学科建设,建成复苏、创伤、危重病等学组。他还常年担任医学教学工作,培养研究生,发表核心期刊论文,参编了多部著作。

志之所趋 步履不停

面对成绩与荣誉,黄中伟却一直说,自己赶上了急诊医学科发展最快的好时候。"成绩属于过去,荣誉属大家。"新时代呼唤新担当、新征程催生新作为,他将带领团队继续大步向前。

黄中伟一直奋战在急诊救治工作的最前线。2019年3月盐城市响水化工厂爆炸,他担任省卫健委驻响水人民医院医疗组长,奋战在抢救伤病员最前沿,赢得大量好评。2021年4月盐城市响水大型车祸救援,他担任省卫健委医疗专家组副组长。2021年4·30南通飓风灾害,他担任省卫健委医疗专家组副组长。

2021年通大附院急诊医学中心经全面改造后以崭新的面貌亮相。急诊医学中心的正式运行,打通了院内急救的最后200米,简化了急救流程,提高了急救效率,提升了急救服务。实现了生命救援最短时间、最近距离、最高效率,为更好地救死扶伤做了充分的准备。在急诊医学中心业内率先实现了胸痛、卒中、创伤、危重孕产妇和危重新生儿救治五大中心的实体化,急危重症患者能够在同一栋楼内完成检查、诊断、抢救、监护、治疗、手术等,真正体现了"急诊一站式"服务。如今的附院急诊医学中心是集急诊抢救、急重症监护、急诊手术、急诊内外科病区、留院观察、医技检查等于一体的大型急抢救中心,担负着苏中及周边地区危重症急救及疑难急危病症的救治任务。据统计,近几年急诊量年均 30 余万人次,年均抢救患者约 2 万余人次,抢救成功率保持在 98.5%以上。

黄中伟主持及参与的国家级、省市级科研项目,获得过省医院管理协会科研成果奖、省科技进步奖、省新技术引进奖、市科技进步奖等多个奖项,也获得了多个国际、国家发明专利。

黄中伟作为南通大学医学院急诊与全科医学教研室主任、南通大学附属医院急诊医学住院医师规范化培训基地主任,积累了多年的教学经验,也在教学培训中不断寻求创新的理念和方法,开发教学培训的新亮点、新领域。积极探索研究住培(住院医师规范化培训)教学方法。主持省市级教学课题多项,发表数篇教学论文,创新性地提出了"两位一体化""多方位一体化"教学培训模式,取得了良好的教学培训效果。他常年承担医学院诊断学、急救、危重病的教学工作,深受好评,多次荣获南通大学优秀带教老师。培养研究生 60 余名。作为一名教师,他关心、爱护、尊重每一位学生,循循善诱,因材施教,对学生的缺点及时指出、耐心教导。同时,他还以身作则,在临床带教的过程中,他结合每一个病人具体的情况,将复杂的医学知识化繁为简进行讲授,深受实习生和规培(住院医师规范化培训)生的好评。

2016 年,"黄中伟劳模创新工作室"成立它以"技术创新、科研创新、科学普及"为方向,积极培养拥有高级技能的人才和青年骨干,开展科研、管理、科普工作。2017 年,工作室获得"南通市十佳劳模创新工作室"称号。

黄中伟还鼓励科室成员积极开展公益活动。急诊科发起的面向普通人的"急救知识进万家"志愿服务,迄今已举办了 400 期。这个项目获南通市优秀志愿服务项目、江苏省卫生健康行业青年志愿服务大赛金奖。2018 年创立了面向基层的医护工作者南通急诊"医岱引领,医路同行"城市系列论坛,已经举办 20 余期,为推进"健康中国、健康南通"建设作出了应有的贡献。

目前,通大附院急诊科已成为江苏省综合性紧急医学救援基地、江苏省重点临床专科、江苏省基层特色科

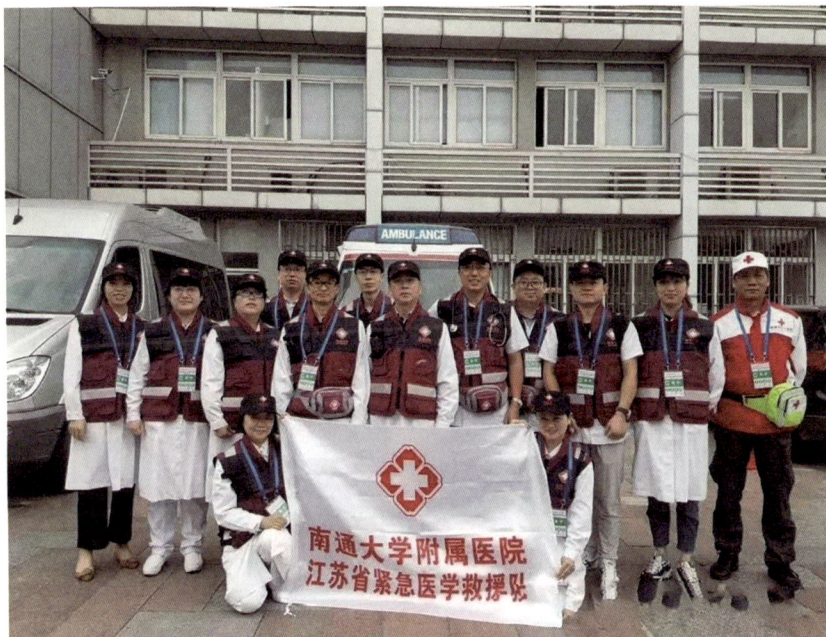

室省级孵化中心,先后获得全国模范职工小家、全国巾帼文明岗、江苏省工人先锋号、江苏省青年文明号、南通市新长征突击队、南通市医德医风先进集体、南通市第30次文明新风典型等多项荣誉。2015年开展急诊团队事迹巡讲(江苏省卫计委组织巡讲的唯一一支医疗团队)。2018年度急诊医学科被卫健委评为"2018年度改善医疗服务优秀科室"(国家卫生健康委医政医管局)。2022年度在全国地级市急诊学科中排名第七。

每当遇上急诊病人数量激增的时段,急诊科就会组织领导干部、党员加班,此时黄中伟都会带头值班。2024年的某一天,当他值完一次加强班回到家后,从银行发给他的信息里才发现,这一天竟然是自己的六十周岁生日。忘记生日对他来说已经是常态。奋斗的征途,没有终点,只有连续不断的新起点。在急诊这条与死神争夺时间的赛道上,黄中伟一往无前。

（施亚泽）

杨芬的留言

近日,南通大学附属医院急诊抢救室护士杨芬上夜班前给孩子的留言,在微信朋友圈、微博、QQ 群等平台被大量转发,大家被此留言背后温暖而又略带心酸的亲子之情感动着。

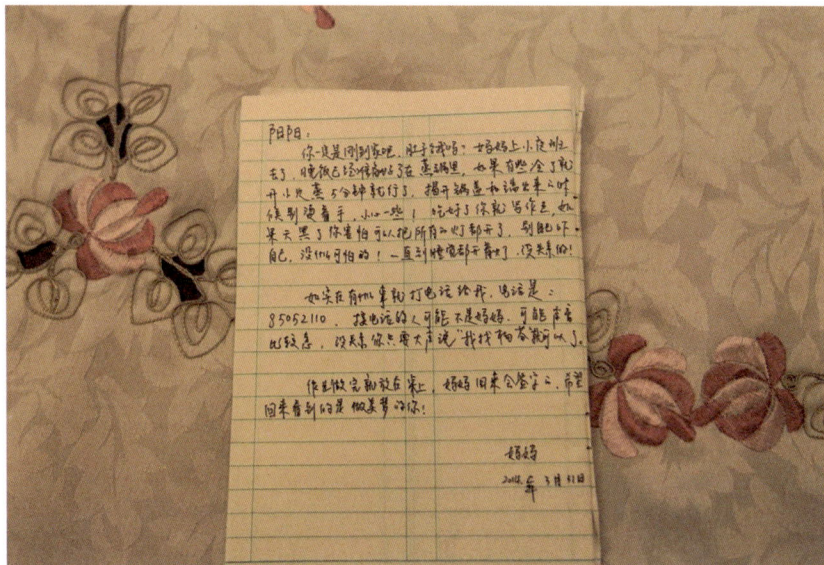

留言的内容如下。

阳阳：

你一定是刚刚到家吧,肚子饿吗？妈妈上小夜班去了。晚饭已经准备好了,在蒸锅里。如果有些冷了,就开小火蒸 5 分钟就行了。揭开锅盖和端出来的时候别烫着手,小心一些！吃好了你就写作业,如果天黑了你害怕,可以把所有的灯都开了,别自己吓自己,没什么可怕的！一直到睡觉都开着灯,没关系的！

如实在有什么事就打电话给我……接电话的人可能不是妈妈,可能声音比较急,没关系,你只要大声说出"我找杨芬"就可以了。

作业做完就放在桌上,妈妈回来会签字的,希望回来看到的是做美梦的你！

妈妈

2014 年 3 月 31 日

留言背后的无奈

丈夫出差,自己上夜班,无人陪儿子

杨芬的儿子今年 11 岁。由于丈夫经常出差在外,她自己又要上夜班,因此上小学的儿子经常放学自己回家,独自吃饭、做作业。每当遇到这种情况,杨芬就习惯性地给儿子留纸条,把需要叮嘱的事情写在纸条上。

　　杨芬说,那天她上的是小夜班,下午 4 时 30 分就要到岗,给儿子的留言写得比较匆忙,当写到让儿子自己开灯睡觉时,她自己也流下了眼泪。她的儿子阳阳平时比较怕黑。整个晚上孩子都得一个人待在家里,她实在舍不得。

　　在参与抢救了 12 位患者后,杨芬下班了,到家时已是次日凌晨 1 时许。到家后,她发现家里所有能开的灯都亮着,桌子上是等待家长签字的作业,阳阳一个人睡在自己的房间里。杨芬的泪水再也忍不住流下来。

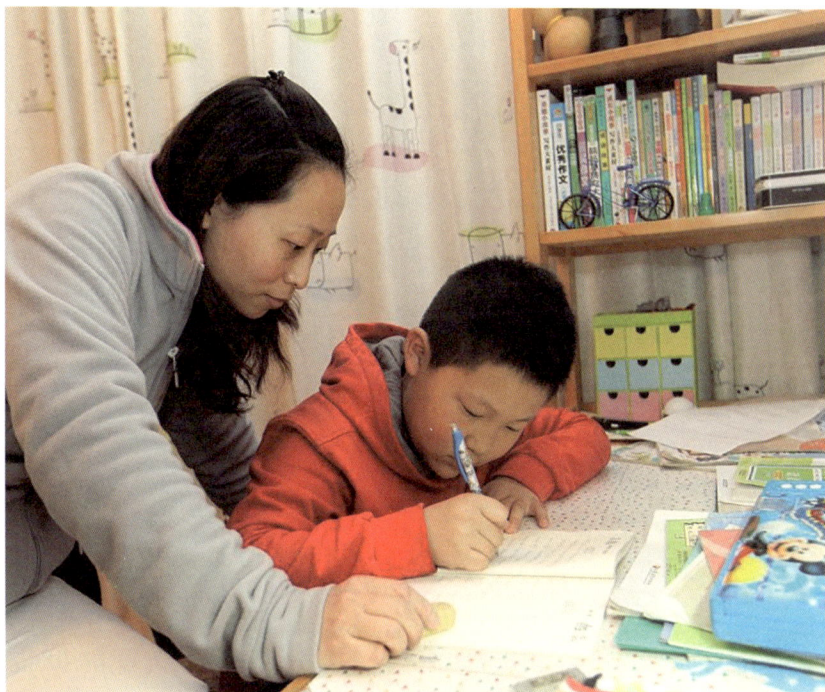

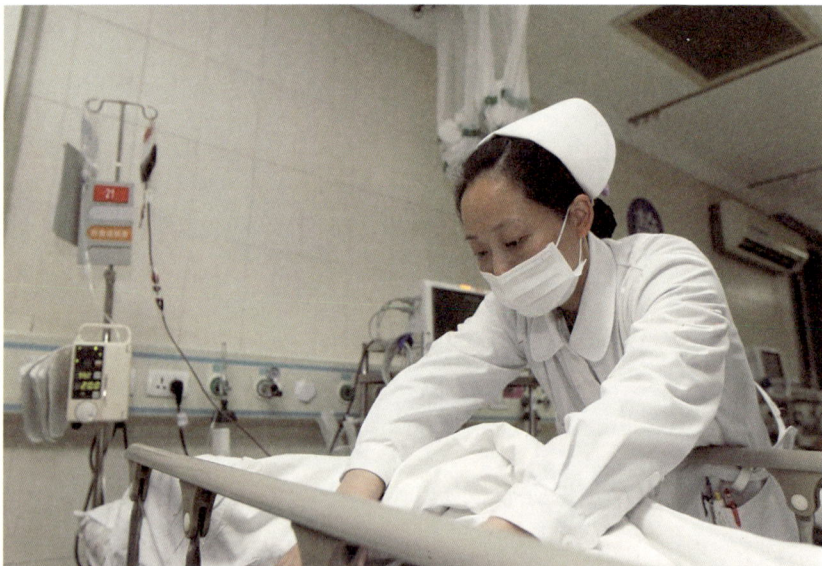

不经意间引起的关注
留言被大量转发,感动无数网友

杨芬将手写的这张留言条放到了自己的 QQ 空间里,同事们看到后感动不已,于是在微信朋友圈、微博、QQ 群里转发。谁也没有料到她的这张留言条在两天时间里被大量转发,粗略统计达近百次,网友的留言超过千条。

网友 @ 舒舒评论说:看到这条护士上夜班前给孩子的留言,我流下辛酸的泪水,只有经历过的人才能懂得这份艰辛。

网友 @ 烟波江上评论说 :看到这位护士妈妈给孩子的留言,我不禁想起 10 多年前,刚上小小班的只有 19 个月大的女儿站在幼儿园栅栏门后,独自眼巴巴地紧盯着大门口,老师都劝不回她,直到我出现时,她笑着流眼泪的情景!

这张留言条不仅有杨芬对孩子无尽的疼爱和牵挂之情,更真实地反映了医务人员的工作状态。医务人员特别是急诊科护士高风险、高紧张度、频繁倒班、上班时手机不能随身携带的工作特殊性,让他们的孩子无疑比同龄的其他孩子要承受更多生活的磨砺。

(2014 年 4 月 11 日《南通日报》《江海晚报》刘阳)

多看了一眼

江海晚报 | 南通新闻·热线　　2015年11月24日 星期二 责任编辑:王政 校对:李旭东　| A08

救了一条命！只因多看了一眼

敬业的护士把突发"室颤"的病人硬生生从鬼门关拉了回来

核心提示

一名四川籍在通务工人员在务城时，突然生活不能自理……这一生死瞬间都被记录下来，救者医务人员对这惊险的一幕惊心动魄。在之后的一个小时，我们采访了……

□本报记者 冯启榕　本报通讯员 陈晓慧

危重患者一天之内骤增——
急救室紧急调派年轻护士增援

多瞄了一眼惊察了异常
患者心律失常瞬间命悬一线

医护人员投入生死营救——
五分钟的抢救终于战胜了死神

患者系四川来通务工者——
目前仍在重症监护室接受治疗

幼儿半夜呕吐脱水
幸有巡特警伸援手

购买宠物犬引发假警风波
一对夫妻诬告诽谤他人被警方惩处

居民家中液化气罐爆炸
伤者多处被烫伤，幸无生命危险

救了一条命

只因多看了一眼

"一眼"能救命?

到底是咋回事

请听小编娓娓道来

……

一名四川籍在通务工人员身患疾病,被送至通大附院急诊室接受救治。出人意料的是,入院男子在抢救室内突现室颤异常,留给他的生存时间只有短短的一分钟。更糟糕的是,急救室内同时还有多位危重患者正在接受抢救,这一生死瞬间险遭忽略。幸运的是,临时抽调应急的年轻护士张旭楚在救护现场多瞄了患者一眼,电光石火间发现险况并即时反应,在最关键的一分钟内挽回危局,和她的团队打赢了这场历时五分钟的险峻的"生死阻击战"。

危重患者一天之内骤增——
急救室紧急调派年轻护士增援

22日下午4时许,通大附院急诊抢救室。

这一天,与往日不同的是,家属送诊的、120急救车转送来的重症患者特别多。在急诊室内,出现了多名危重病人同时接受医护人员抢救的紧张忙碌现象,值班人员忙得不可开交。

急诊抢救室是个特殊的医疗部门,为了应对病人多、压力大的工作常态,急诊科安排了6个人一组共6组的护理小组进行轮流值班。

今年26岁的年轻护士张旭楚从护校毕业到通大附院工作才短短两年时间,去年才轮转到急诊。当天,恰好轮到小张坐小夜班,上班时间从下午4时起至凌晨12时30分止。可是,由于抢救二室收治的重症患者太多、救治任务太重,小张被临时应急抽调过来帮忙。

根据当日值班医生和护士长的要求,张旭楚负责对急诊室当日收治的多位病人进行现场巡视护理。

"在急诊室,要随时掌握病人的生理状态、各类医疗器械显示的数据等,以便值班医生及时掌握病情并迅速应对处置。"张旭楚说:"抢救室内的巡视容不得一点马虎,否则,后果不堪设想。"

多瞄了一眼惊察了异常——
患者心律失常,瞬间命悬一线

"一个一个地将入院接受诊治的重症患者都检查一遍后,我认真地逐个作了记录。来到躺在病床上的名叫'权宗海'的患者身边时,一开始,我看到他身旁的监护仪液晶屏上显示的种种数值尚属正常,显示心电图波形为'窦性心律'。如实记录后,我就转身离开赶到另一位正在接受监护的危重患者身边,了解并查看其生命体征情况。"张旭楚说,当时,她并没有察觉到任何异常。

然而,就在张旭楚巡视完抢救二室的多位危重患者准备离开时,鬼使神差地,她下意识地瞄了一下权宗海身边的监护仪。

恰恰就是这不经意间的一眼;让张旭楚得以在瞬间捕捉到一个弥足珍贵、稍纵即逝的"信号",并最终和她身后的团队伙伴们成功地抢救了一个随时会失去生命的重症患者!

"一眼扫过后,我惊异地发现,原先波浪形的心电图曲线,竟然在突然之间变成了一条直线! 不好,出事了! 快步赶过去后再一细看,果然,监护仪上原本显示的'窦性心律'居然变成了'室颤'! 众所周知,室颤是最危险、最严重的心律失常现象,如果不即时抢救,立马就会出现生命危险,数秒之后就会出现心搏骤停直至患者迅速死亡!"张旭楚说。那一刻,她吓得不轻。

医护人员投入生死营救——
五分钟的抢救终于战胜了死神

"发现这一突如其来、危在旦夕的重大险情后,我没有多想,迅速将这一情况向当日值班的床位医生王艳紧急汇报。同时,我一边紧急对濒危的患者权宗海施行人工心肺复苏术,进行心脏按压;一边紧急呼叫抢救二室的另一位同龄女护士金尤荣前来相助。

糟糕的是,护士金尤荣手头正在处理另一位危重病人,一时难以脱身。

所幸,接到张旭楚拨打的紧急求助电话后,值班医生王艳以最快速度赶了过来。

王艳医生看到眼前的严峻形势后,一边吩咐张旭楚继续对岌岌可危的患者权宗海施行人工心肺复苏术,一边紧急调来除颤仪为濒危患者除颤。

除颤仪很快被医护人员推到救护现场。

"除颤仪有两种除颤方式。一种是手柄放电,还有一种是起搏电机放电。当医生将放电手柄按压到患者心胸部位时,我才松开了自己的手。然而,手柄放电未起效,医生接着又实施了起搏电机放电。那一刻,大家的心都揪得紧紧的。那是一条活生生的命啊,怎能眼睁睁地说没就没了?"张旭楚说。她的心一时也悬到了嗓子眼。

终于,先后实施两次起搏电机除颤,历经生死五分钟后,监护仪上的心电图波形由"室颤"状态终于切换到原先的"窦性心律"状态,警报终于解除,死神终于退却。

患者系四川来通务工人员——
目前仍在重症监护室接受治疗

23日,记者来到通大附院急诊大楼五楼 EICU 急诊重症监护室,实地了解逃过一场生死劫的患者权宗海的治疗情况。

"患者权宗海22日晚上转到重症监护室后,医护人员又对他进行了详细的检查。经查,发现他今年(2015年)8月1日曾在打工的建筑工地上摔过一跤,两条腿受伤较重,医护人员为他施行了骨科手术和结肠造口术;目前,虽然室颤险情被发现并及时解除,但患者还同时患有肝功能损害、脓毒血症和感染性休克,伴有体温高热等症状,所以,还必须接受24小时的对症观察治疗。"当日下午,在急诊重症监护室内,值班医生包玉华、护士长顾玉慧手中拿着相关检验报告,一边查看有关内容,一边向前来采访的记者介绍道。

而躺在急救病床上面容清瘦的患者权宗海,神智尚算清醒。

"我今年35岁,老家在四川省南充市,22岁那一年和老婆一起从四川来到南通务工,目前暂住在开发区。"说起自己的经历,命运多舛的权宗海在断断续续的话语间既有感慨又有些哀伤:"自己的命不好,老是生病,也没赚到多少钱,苦了跟随我在外漂泊的老婆和孩子。但是,我也是幸运的,我人在他乡,却切实感受到南通人的善良厚道。远的不说,就在我此次患重症入院后,由于家庭经济拮据,医药费一时有困难,医院十分体谅我,提供了人性化帮助,我和我一家人都感恩于心。"

(2015 年 11 月 25 日　周朝晖、薛晓慧　原载于《江海晚报》)

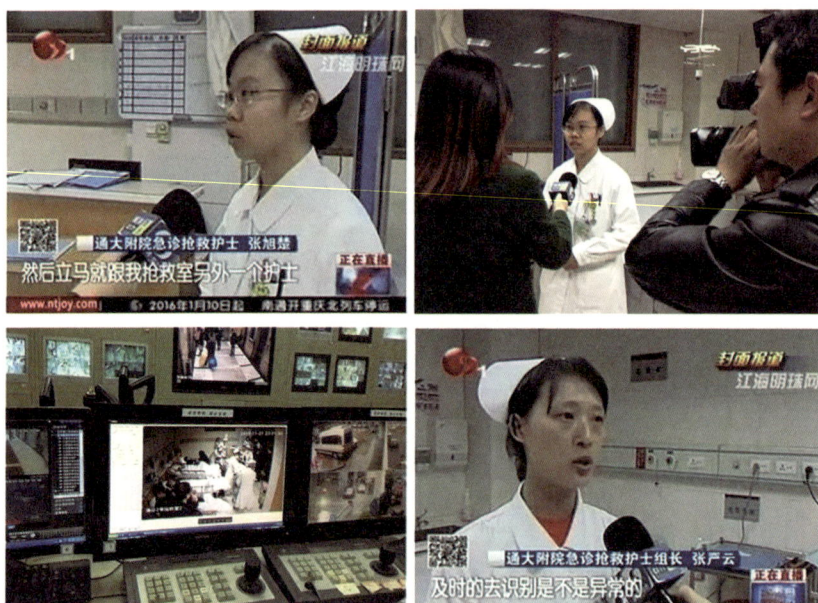

十
年
身
影

担架复苏

这个周末，一段护士跪在抢救车上为患者做心肺复苏的视频在朋友圈被广泛转发，视频里一位年轻护士在急速移动的抢救车上不停歇地为患者进行胸外按压，电视剧里上演的生死时速在通大附院真实上演，也正是抢救车上的两分钟心肺复苏为患者的成功抢救赢得了宝贵时间。

这一幕发生在2020年10月10日上午的通大附院。当天早晨，在南通打工的徐州人老朱因剧烈胸痛被120救护车送至通大附院。医院作为中国胸痛中心基地，迅速启动胸痛救治流程。就在老朱进行相关检查过程中，心跳呼吸骤停，情况紧急，全程陪同病人的抢救室护士周文朕二话没说，爬上抢救车进行心肺复苏，同时工勤人员紧急将病人送入抢救室。

在急速移动的抢救车上,周文朕有节奏地进行着胸外按压。由于抢救车太窄,她几次险些从车上摔下来,但她无所畏惧,按标准完成着急救规范动作,一路坚持着到了急诊抢救室。在这不到 2 分钟的转运过程中,周文朕一直跪在抢救车上为患者进行了 200 多次胸外按压。

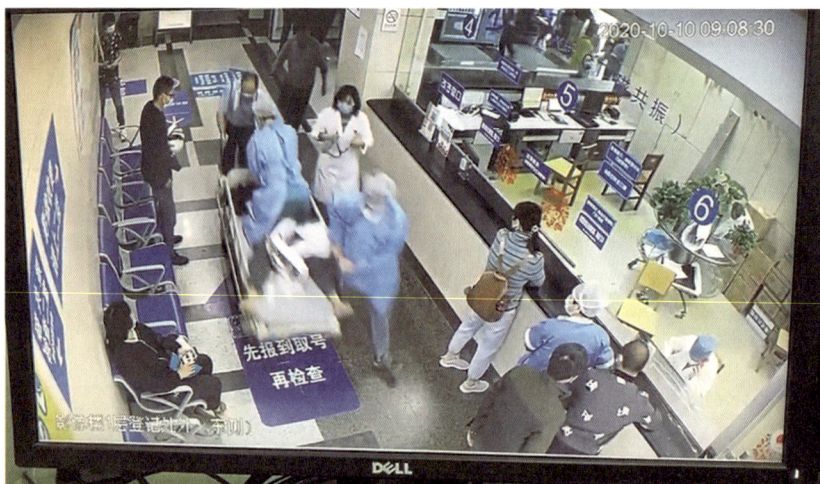

到达抢救室后,医护人员迅速开展急救。经过周文朕和同事们的接力心肺复苏、电除颤,10 分钟后老朱恢复了心跳,复苏成功!紧接着老朱被紧急送至心血管内科导管室,进行支架植入。手术顺利完成后不久,老朱就恢复了意识,各项指标逐步恢复正常。

12 日,记者在通大附院心血管内科监护病房见到了老朱,身体恢复得挺好,在一旁陪护的儿子看到当时的视频后感动地说："没有医生护士的全力抢救,我父亲的这条命真保不住。"

1995 年出生的周文朕在通大附院急诊科工作了 5 年,看到自己救人的视频被发到朋友圈后,收获了那么多赞,她很意外,心肺复苏时的女汉子此时完全就是一个有些腼腆的女孩子。当得知老朱手术成功后,周文朕格外的开心,"作为一名急诊人,每天都在经历这样的生死时速,急诊工作的确又苦又累,但是病人抢救成功后那种满足感是满满的。"周文朕告诉记者。

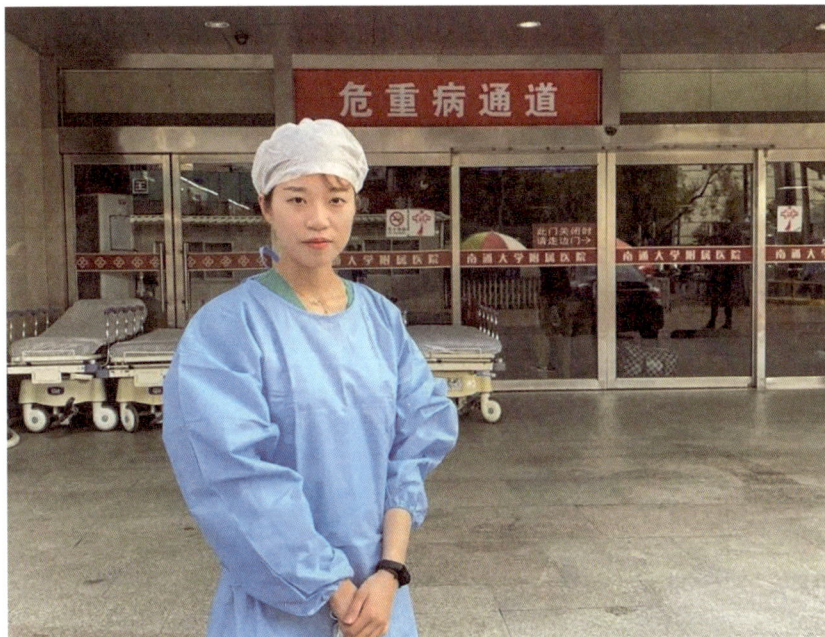

作为南通市首家"中国胸痛中心",通大附院通过整合心血管内科、急诊科、呼吸内科、心胸外科、影像科、检验科等多个学科,利用"互联网 +"的高效性,与市 120

急救中心、网络医院及社区医疗机构建立起密切合作关系,建设了具有急性心肌梗死、主动脉夹层、肺动脉栓塞等急危重症救治能力的胸痛区域协同救治网络,成立了一支以心血管内科及急诊科医务人员为核心的招之能来、来之能战、战之能胜的 24 小时快速反应团队。

截至目前,医院已成功救治急性胸痛患者数千例,真正体现了"时间就是心肌,时间就是生命"的救治理念。

(2020 年 10 月 13 日 央广网 孙冰洁)

急诊室有个"跑男"

自 2007 年工作以来,陈天喜一直坚守在急诊临床一线,刻苦学习,勤奋工作,从一个普通临床男护士成长为江苏省急诊急救专科护士、东院区门急诊科护士长。他始终坚持将工作的价值体现出来,努力成为团队业绩提升的一个关键点。有人形容急诊室是战场,陈天喜觉得他们就像是这个战场上浴血奋战的士兵,与病人系在一起,共同战胜病魔。2018 年的一个夜班,急诊抢救室依旧十分忙碌,120 救护车不停地一辆接一辆地往急诊转送危重病人,急诊抢救室早已人满为患,抢救大厅也挤满了病人。20 点左右,通州的一辆 120 救护车送来一名 30 多岁的年轻患者,这位患者已在通州人民医院连续治疗几天,但病情非但没有好转反而在加重。入急诊抢救室后,患者生命体征不稳定,BP84/56 mmHg,HR110 次 / 分,血氧饱和度 90%,R32 次 / 分,存在休克症状。结合病史症状,考虑为脓毒血症,且患者已出现多脏器衰竭,病情十分严重。抢救组组长陈天喜在考虑患者病情危急的情况下,从抢救室腾出一个位置给他。

接下来,在抢救室里,陈天喜带领他的护理小组积极配合医生给予患者抗休克和抗感染治疗,并积极联系相关科室检查会诊,以明确病因。当时抢救室的危重患者特别多,但陈天喜每次巡视病人时,还是会下意识地多观察一下这位脓毒血症患者。21 点左右,这位患者突然出现抽搐,心电图显示一条直线,呼吸暂停。陈天喜第一时间给予胸外心脏按压,安排简易呼吸器辅助呼吸,并联系麻醉科建立高级人工气道。在按压期间,家属压抑不住内心的恐惧,不禁失声痛哭。为了提供高质量的心肺复苏,陈天喜一直坚持进行徒手胸外心脏按压,因用力按压流出的汗水把衣服都浸湿了。几分钟后,患者出现了室颤,陈天喜熟练地给予了非同步电除颤,患者恢复了心跳呼吸,脱离了危险。整个抢救过程中,抢救室医护人员配合默契,同时不断安慰家属,并积极联系会诊和住院部进一步治疗。在场的其他患者家属也都对抢救过程给予了肯定。

在抢救成功后,患者入住 ICU 病房。在患者病情康复后,家属第一时间回到急诊送上一面锦旗,对陈天喜护理团队的工作给予了充分肯定。

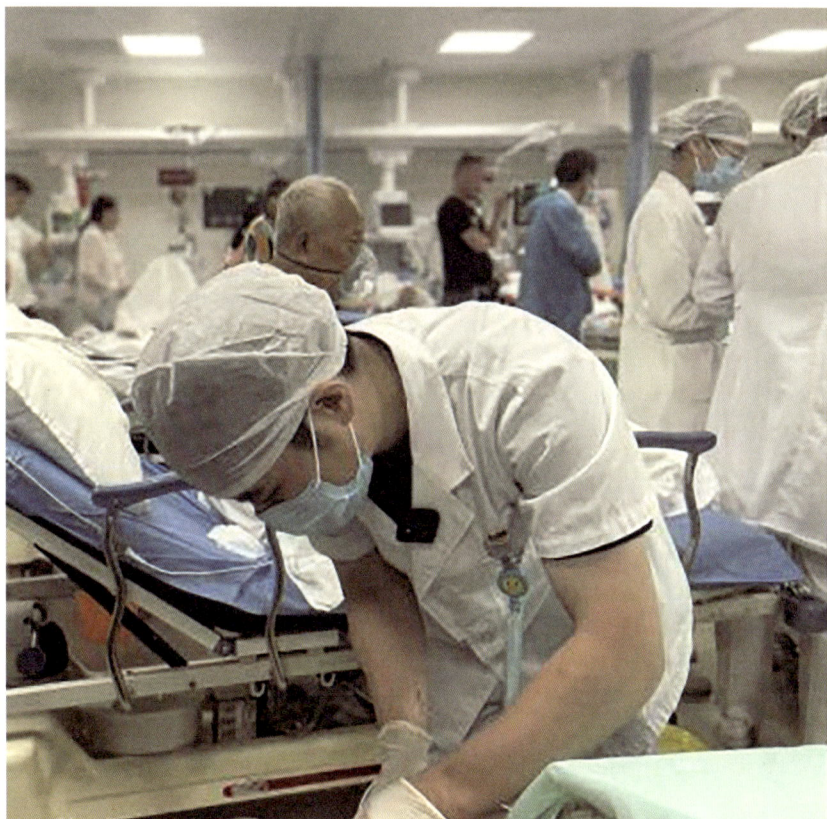

　　作为一个男护士,其岗位价值不一定会得到每一位患者的认可。虽然每一个岗位都有其价值,但并不是人人都会重视。陈天喜始终坚持将工作的价值体现出来,成为团队业绩提升的一个关键点。在一次护理中,一个呼衰患者成功拔管脱离了呼吸机,第一时间就紧握着陈天喜的手说:"多亏了陈医生。"患者一直认为陈天喜是医生,其实陈天喜只是每次给他吸痰的时候多鼓励了他一句"加油坚持",多拍了他肩膀一下。简单的一句话、一个动作,患者在最危急时刻却能牢记于心。不断追求业务进步的精神是需要的,但只有不忘初心,前行的意义才更大。陈天喜用自己的坚持和行动赢得了患者的满意。

2019年,陈天喜成功竞聘为输液室护士长。在管理岗位熟悉了几个月后,2020年4月,他被调到更具有挑战性的急诊抢救室。面对新冠疫情,他作为一名预备党员,没有任何怨言,迎难而上,工作中不怕吃苦、肯吃苦,将抢救室护理团队凝聚在一起。在疫情防控期间,陈天喜根据新冠感染防控方案的变化,及时调整急诊预检分诊流程、疑似患者的隔离留观、疫情防控期间急诊室应对紧急预案等,并反复多次培训医务人员,学习新型冠状病毒感染的防控和诊疗规范。他严格把关每一道流程,在有疑似患者留观抢救时,加强医务人员的防护,做到急诊医护人员零感染。在新冠疫情防控政策调整后,急诊室每天的入抢量最高达到140人次,平均每天在110人次左右。急诊原本只有39张床位的地方,需要最多容纳80余人次危重患者,急诊抢救室最多时有共20多台呼吸机同时使用。更艰难的是,一线的医务人员也面临着感染新冠病毒减员的问题。急诊室是一线,本着任何时候都要保证不停摆、不拒绝一个急诊病人的底线,他在感染新冠病毒的情况下他们很多人不休息,依然坚守一线,带领队伍扛过最难的时刻。在人力资源最紧张的时候,一大批年轻同志放弃休息时间继续投入战斗,用实际行动诠释着白衣天使的光荣使命。在大家的共同努力下,2020 年顺利通过国家级卒中中心复评,并将 DNT 时间控制在 28 分钟左右的水平;2021 年,顺利通过胸痛中心的复审,并完成 3 号楼急诊室整体搬迁;2022 年,获江苏省医院协会第六届医院品管圈比赛一等奖。2023 年顺利通过等级医院检查,急诊室作为护理第一站接受了检查并获得好评。2024 年顺利完成东院区门急诊搬迁和运行。从急诊室的年入抢 1 万多人次到2023年突破3万人次,在承担日常抢救工作任务外,他们还处理了很多特殊患者,如"三无"危重患者。即使在满负荷运转的情况下,他们仍不忘提供优质护理,急诊室年接诊"三无"病人30余人。有一次,陈天喜带领急诊室护理组集体为云

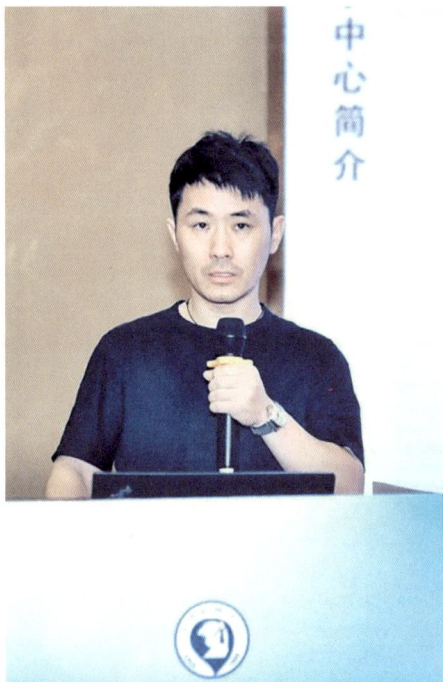

南籍贯困难患者毕洋捐款 5000 元,启动医院救助基金,安排病人回云南老家。这只是众多"三无"患者处理的一次缩影,护士承担了他们几乎所有的生活护理。

正是工作中的优异表现,2017 年度及 2022 年度,陈天喜被评为南通市百佳护士、南通市安全生产先进个人。2023 年,他被评为"江苏省好护士"。紧张工作之余,他还不放弃科研学习,作为首届护理天使科研人才,共发表论文 20 篇,获得实用新型专利 3 项,主持南通市科技局科研项目一项及院级课题一项并结题 ,南通市卫健委课题一项在研。他设计的"注气气泡逸出试验"获南通市总工会职工优秀操作法。

急诊室医生和护士在救护车到达时迅速行动,推着平车穿过门廊;在生死时刻毫不犹豫背起伤者"接力跑",在"生命赛道"上与死神赛跑。急诊室有个"跑男",其实急诊室都是"跑男",都是在"生命赛道"上与死神赛跑的"跑男"!

(急诊医学科)

6秒钟！生死之间

"幸亏你们发现及时救了我的命,太了不起了!"2023年7月31日上午,84岁的龚大爷和家人带着锦旗来到通大附院急诊内科,一定要当面感谢他的责任护士张旭楚。回忆起龚大爷的救治过程,主管护士张旭楚仍觉得惊险。

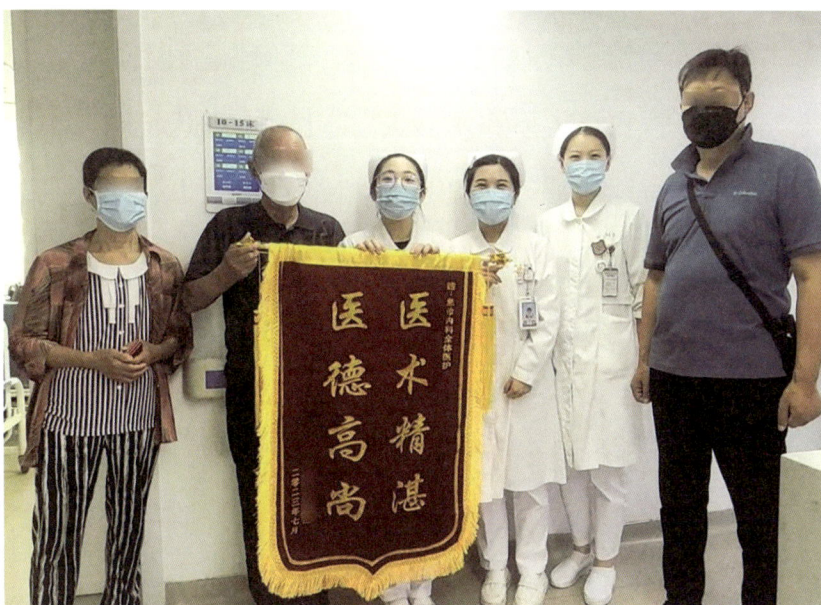

7月21日上午10点18分,急诊内科病房如往常一样忙碌而有序,刚刚巡视完病房回到护士站的张旭楚敏锐地听到中央控制屏幕发出"滴滴"的报警声,循声望去,发现龚大爷的心电图波显示出不规则的颤动波,"窦性心律"瞬间变成了"尖端扭转型室速",这是一种严重的室性心律失常,随时可能发展成室颤而致死。

来不及迟疑,她立即三步并作两步地奔向龚大爷床边。仅6秒钟,只见龚大爷面色青紫、双眼上翻,四肢出现了强直性抖动,心电波形由"尖端扭转型室速"转成"室颤",此时离心搏骤停只在分秒之间。"室颤!快来人,10床抢救!"张旭楚果断进行胸外心脏按压并大声呼救,一场生死营救随即打响。

主任医师李爱林和其他几位医生闻声急忙赶到,同时主班和治疗班护士推着抢救车、带着除颤仪也一起赶来。"患者室颤,准备除颤仪!""上简易呼吸器!""肾上腺素静脉注射!""通知麻醉科准备插管!"一道道医嘱下达,生命与时间在赛跑,在除颤手柄放置到病人胸口前,张旭楚未曾松开按压的手。

所幸的是,在李爱林实施一次起搏电除颤后,龚大爷成功恢复窦性心律,随后逐渐恢复意识,面色也逐渐好转,在场的所有人都长长地舒了一口气,一条岌岌可危的生命在眼前起死回生。

　　"本来是咳嗽发热住院的,没想到发生了这么惊险的事。好在我们选对了医院!"龚大爷的儿子在激动之余一再感叹。经过一周在监护病房中的治疗,龚大爷平安出院。

　　"有时候病人在咳嗽、拍背时心电图也会被干扰或发生波形的改变,但只要发现异常我都会当作病情突变去处置,以免错失每一次争分夺秒救治的机会。"张旭楚告

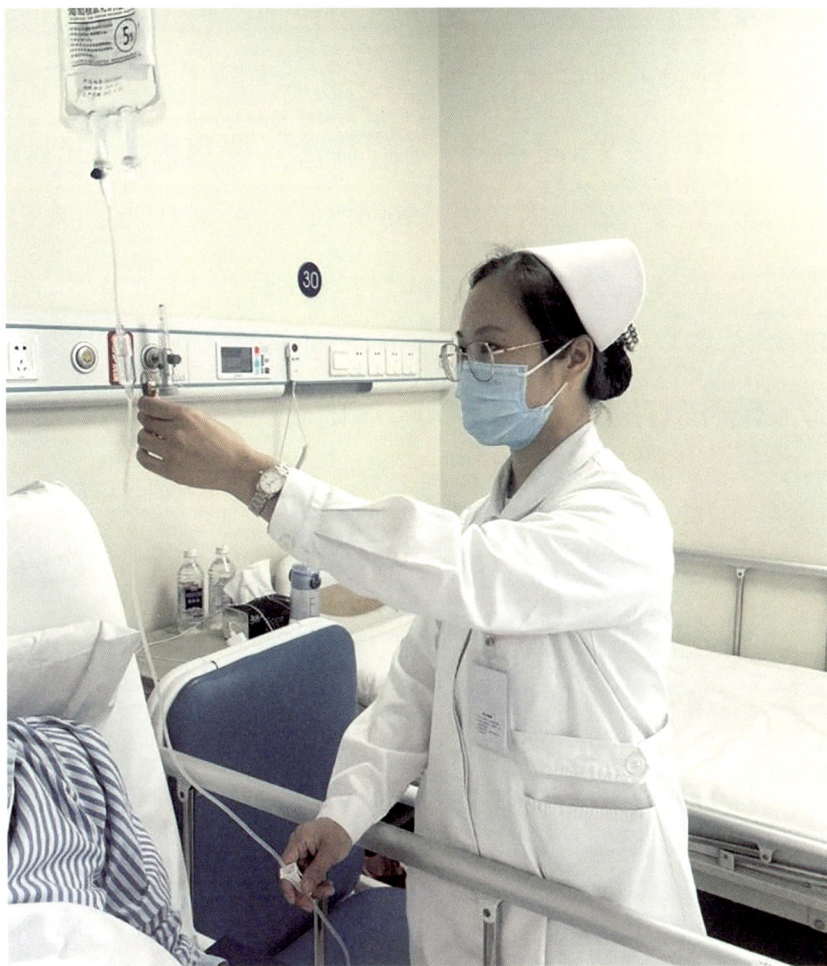

诉记者:"在工作第二年的时候,也遇到过类似情况,当时我在急诊抢救室因为多看了一眼监护仪,挽救了一位35岁的室颤患者。"

所谓"台上一分钟,台下十年功",当班护士能及时发现病情变化,及时果断处置,是赢得胜利的关键,也是护士"高水平"的体现。"急诊内科危重患者多,危重比例平均在60%以上,而且年轻护士比例高,工作中容不得丝毫松懈麻痹。"护士长郁红霞说道。科室每月都组织全员针对不同突发情况应急演练。为防止对监护仪报警产生听觉疲劳,每天都会"碎碎念",要求大家要把每一次报警都当成患者"生命的召唤"。每天在患者床边无微不至的观察护理,经常进行理论操作培训,定期进行考核……这些努力的背后换来的是应急抢救时的临危不乱、沉着应对,最终换来患者的安康。

(2023 年 8 月 4 日 李波 南通网)

忍冬花开三十载，扎根急诊芳满庭
——记通大附院原急诊科护士长崔秋霞

如果说女人如花，那么通大附院急诊科护士长崔秋霞就是一朵忍冬花，一朵在疾风中绽放了 30 年的忍冬花。今天就让我们走进通大附院急诊科，一起去探寻这朵花的奉献之美。

崔秋霞，主任护师，南通大学附属医院急诊科护士长，省急诊护理专业委员会委员，年轻护士临床实践能力考核专家库成员，南通市急诊护理专业委员会主任委员，南通大学兼职副教授。荣获江苏省群众最喜爱的健康卫士、南通市巾帼建功标兵、南通市十佳医德之星、南通市卫生系统优秀党员、南通市优秀护士、南通大学优秀教学质量奖、通大附院十佳管理之星等荣誉称号。任

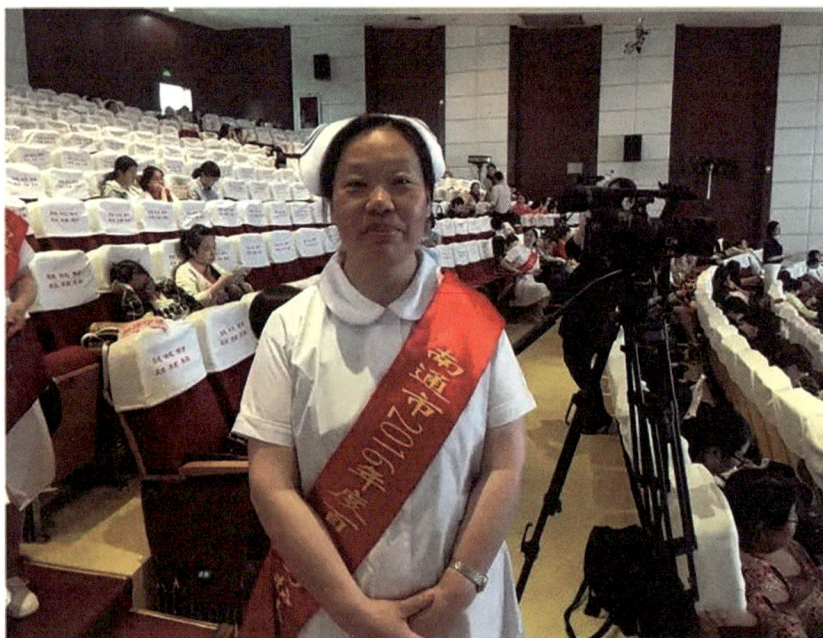

职 30 年来,她扎根急诊心无旁骛,将无悔的青春奉献给了她钟爱的急诊团队和急救事业。

1986 年 8 月,崔秋霞毕业于附院卫校护士班,因为是班上唯一的学生党员,她被点名分到了医院最艰苦的岗位——急诊室,作为一名年轻党员,她服从分配、毫无怨言。勤奋好学的她业务水平突飞猛进,因为表现出色,1992 年她被医院选派到日本半田市市立病院进修学习。在三个月的研修中,崔秋霞凭借她娴熟的日语口语、踏实的工作作风和刻苦的钻研精神得到医院同仁的高度赞扬。

1995 年,崔秋霞担任急诊科护士长。走上管理岗位的她也未忘记急诊人救死扶伤的天职。工作中她身先士卒、敢为人先,面对巨大的急诊工作量,她既是指挥员又是战斗员,哪里艰苦哪里就有她。

那一年,输液总量高达27万人,等候输液的病人排起了长龙似的队伍。人手不够,崔秋霞亲自上阵,不顾自己的右腿还在术后恢复期,带着钢板一站就是几小时。大家心疼她,劝她早点走,她摇摇头说:"我在,孩子们(崔秋霞总喜欢把年轻护士称"孩子们")就有信心。"是的,她就这样成了孩子们的主心骨。她的孩子们在日记中写道:"最忙的时候,总护士长都在了,我还有什么理由不在?"

那一年,为抢救一位知名教授,崔秋霞深夜11点半

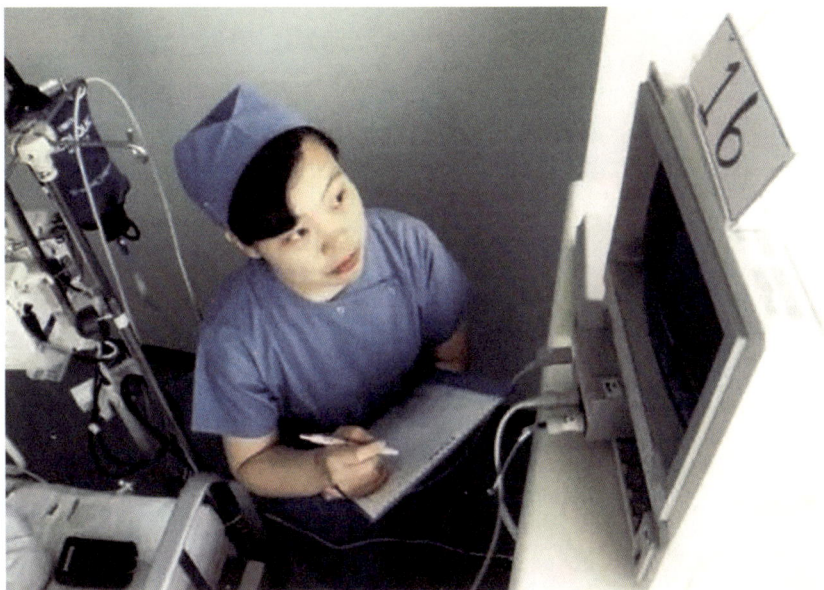

99

从家中赶到科室,为患者复苏两个多小时,孱弱的心脏终于有了微弱的跳动。

那一年,一位气管异物的 2 岁孩童,面色青紫,呼吸暂停,生命危在旦夕,正在急诊巡查的崔秋霞快速反应,运用 heimlich 手法,将患儿从死亡线上拽了回来。

"急诊不能等,脆弱的生命不容许等待!"这是在抢救一位急性喉梗阻患者而家属拒绝气管插管签字时崔秋霞的铿锵话语。她沉着部署抢救,果断分头行动,一面向上级紧急汇报,一面与家属做最后的争取,同时协助医生消毒铺巾进入术前准备状态,终于在关键时刻家属签字了。"笔落刀下",5 分钟后患者气道打开,意识转清醒,又一起成功救治的案例被多家媒体广泛转载。

那一年,当 SARS 病毒肆虐中华大地,急诊分诊成为最危险的岗位,在这个没有硝烟的战场上,她亲临一线负责发热病人分诊,和传染病人零距离接触。崔秋霞说:"我是党员,危险的地方我来!"说这话时,她的眼神中透着坚毅。2009 年,急诊 ICU 被指定为重症甲流患者收治病区,由崔秋霞担任抢救小组护理组长。晚上 9 点多,已经下班到家的崔秋霞接到专家组电话,第一例重症甲流患者正从海门急转我院。考虑到患者病情危重,又是首例,夜班护士在病人救治和传染病防护方面都没有太多的经验,她毫不犹豫赶回医院,与值班护士一起,完成所有的抢救处置后才放心地离开。那一晚,狂风暴雨一直下着。人们总说共产党员是一面旗帜,是的,崔秋霞就是这样一面旗帜,她用行动引领着她的团队,在科里她有着很高的威望。

通大附院是一所教学医院,历年来崔秋霞一直承担着南通大学护理学院急重症护理学课程负责人的工作,从大纲到教案、从授课到命题,她以严谨的态度对待每一次讲学。她为学校"青蓝工程"结对培养青年教师,为年轻教师主讲示范公开课,她的精彩授课受到学校师生一致好评。做好教学工作的同时,崔秋霞的护理科研也从未放松。近年来,她在省级以上期刊发表论文15篇,获国家专利4项,获得南通市科技进步二等奖1项,实现了急诊护理科研零的突破。

作为急诊护理领头人,崔秋霞不仅身先士卒,在科室管理上也是一把好手。2003年,以急诊中心搬迁为契机,她配合科主任,将"病人找医生"的急诊流程改变为"医护人员围着病人转"的新模式,该项目获得省医院管理协会创新课题一等奖。2010年,她率先将整体护理引入危重病人抢救,实行"车到有人接,检查有人陪,住院有人送"的全程无缝急救护理服务。2013年,小组式急救模式在她的倡导下应运而生,运作三年多不仅提升了专业内涵,也增加了患者满意度。

众所周知,急诊科是危重病人集中的地方,风险高、责任重、压力大,工作强度非亲历不能体会,曾几何时,"逃离急诊"成了一种时髦。为了稳定队伍,留住急诊人的心,崔秋霞可谓殚精竭虑。她带领护士长通过竞聘上岗打造了一支由护理骨干组成的核心团队,为团队成员量身定制个性化的职业发展规划,想方设法为她们搭建平台,让他们传授经验、展示才华,鼓励他们报考研究生、专科护士,创造机会让他们去省内外大医院进修学习,南京、上海、浙江等省市,中山、协和、华西等医院,都留下了通大附院急诊护理人的足迹。领头羊团队打造完成,接下来是年轻护士的素质提升。为提升他们的专业水平,崔秋霞领着大家举办读书报告会、急救技能大比武、专题知识竞赛等活动,创建"急诊大家庭"微信公众号,共享学习资源,交流学习心得。为增强护士的安全意识和沟通能力,她举办了体验日记交流、情景剧展示、演讲比赛活动。为提高他们的教学能力,她组织授课比赛、微课比赛、说课比赛等活动;同伴教育、案例分析、思维导图、SBAR 交班等培训方式的创新更是保证了培训的效果。这些创新做法也使她应邀在全国急诊年会、江浙急诊年会上做推广介绍,受到省内外同行一致好评。

2011 年,崔秋霞入选江苏省实践能力考核专家库,连续 5 年为全省三级医院护士长管理学习班培训授课,为省内外多家医院年轻护士实践能力的提升做理论培训和现场指导,她毫无保留的精彩分享让她的粉丝遍及省内外。在她潜移默化的影响下,一股爱急诊、爱团队的正能量逐步形成。在大家的共同努力下,急诊护理团队荣获全国巾帼文明岗,急诊科获全国模范职工小家、江苏省青年文明号、南通市第30次文明新风典型等荣誉称号,年轻护士"一眼救命"的事迹更是在网络上广泛传播,得到社会各界的高度赞扬。

忍冬花的花语是奉献,是关爱。8 小时以内的崔秋霞总是气场强大,令她手下的小将甚是敬畏。而工作以外的崔秋霞,又如邻家大姐,如长辈亲人。"急诊的孩子不容易"是崔秋霞一直挂在嘴边的一句话。作为一家之长,她把能有的关爱都给了她的"孩子们"。为缓解"孩子们"的工作压力,她组织急诊科趣味运动会、掼蛋比赛,成立急诊徒步协会、急诊舞蹈队,领着大家野餐、郊游、看电影。那些忙碌的日夜里,崔秋霞常常红着眼圈给无暇喝水的"孩子们"悄悄递上一瓶水、一份点心,一句"辛苦了"传递的是一分惦记、一分心疼、一分敬意。

都说急诊的姑娘如铿锵玫瑰,但我更愿意把崔秋霞比作忍冬花,为了急诊她尽心尽力,为了同事她倾心倾情。30 年里她把挚爱都奉献给了她的团队、她的事业,她全心全意的付出,换来了通大附院急诊护理的朝气蓬勃、锐意进取的新局面。

亲爱的崔秋霞,您看到了吗? 因为有您在前方引领,因为目睹了您的坚韧跋涉,在急诊护理的道路上,一群年轻的天使正不畏风沙地追随而来,一朵朵忍冬花正在沿途静静地绽放。

爱在左,情在右,走在生命的两旁,随时撒种,随时开花,将这条大路,点缀得花香弥漫,这就是我们尊敬的崔秋霞的故事。

(2017 年 5 月 11 日 晓红 莉华)

十年身影

把急诊的优良"家风"传承下去
——西院区急诊科护士长刘小琴专访

刘小琴先后轮岗过急诊科、儿科、内科、重症医学科、妇产科、外科,而今年是刘小琴从事护理工作的第26个年头。目前,她担任通大附院西院区门急诊科护士长。她始终如一,用真诚和专业诠释着对护理事业的热爱。

急诊开启职业生涯

1998年,刘小琴踏上工作岗位,急诊是她轮岗的第一站。"一开始我对急诊是有些怕的,因为这里抢救天天有,带教老师严厉、要求高,那段时间我流过不少眼泪,但是收获最多。"在急诊科轮转的11个月里,最令她记忆犹新的是一次下班后的培训。刘小琴笑着回忆,"一天下班前,护士长通知培训。下班后,在急诊抢救室的一角,崔老师给我和另一位新护士培训呼吸机,听着老师一步步地示范和耐心的讲解，突然觉得这样学起来好快，书本上枯涩难懂的知识变得简单可操作了。"那个傍晚，夕阳余晖里的崔老师的身影时常在刘小琴脑海中浮现。

做护士的良师益友

刘小琴感慨，自己的成长得益于众多护理前辈们的

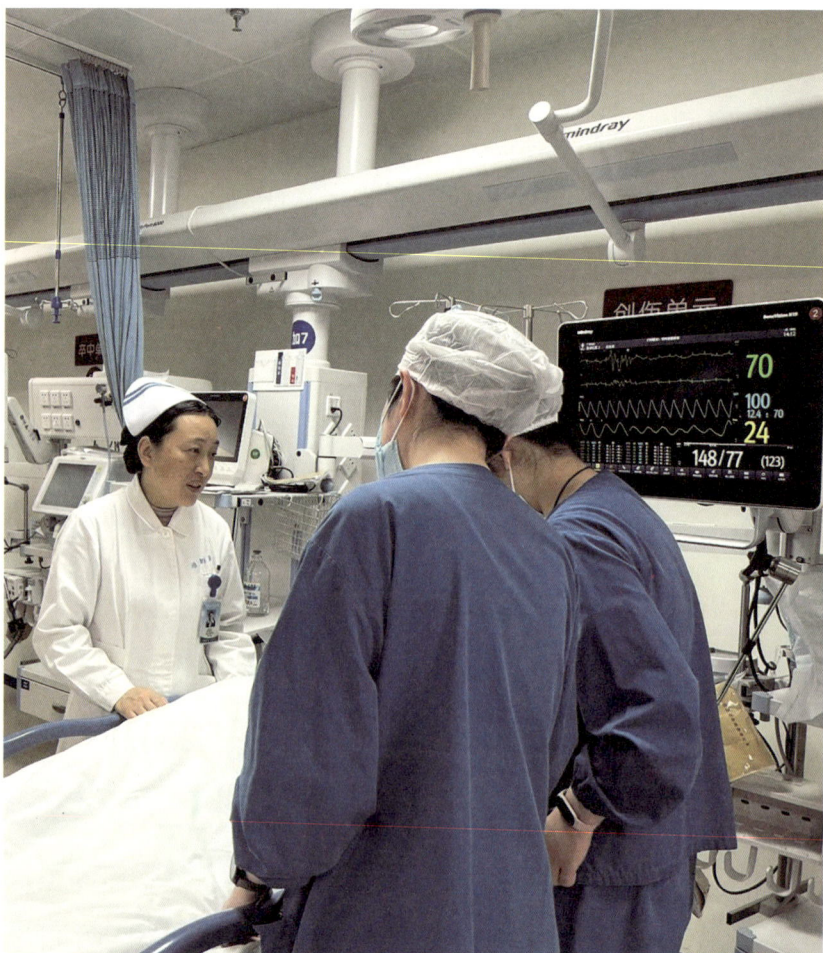

"传帮带"。如今，接力棒递到了她的手上，她深知急诊的传承不容有失，培养后备力量的责任重大。

急诊科对急诊护士的急救技能和专业判断力要求高，培养一名优秀的急诊护士是一个漫长而复杂的过程。急诊科的护士需要通过全院最多的考试，定期的理论测试和实操考核，以此不断提升急救护理能力。每次理论考试后的试卷，刘小琴都会认真批阅，整理分析谁错了，错在哪里，为什么错，怎么办。她对每位护士的情况了然于胸，并有针对性地指导单元护士长落实培训和考核。在教学培训方法上，她主张实景化案例考核，考题均来自临床，重点考核护士的实战能力。年轻护士的考核不理想，护士长很着急，刘小琴说："我们的评估要充分。有时年轻护士需要什么，我们该如何帮助他们；怎么做好培训，怎么做好考核，怎么做好床旁考核。有了问题，不要先批评孩子（指年轻护士），要从我们管理的角度先做系统分析，思考如何帮助他们成长。只有合格的急诊护士，才能成长为优秀的急诊护士，才能有患者安全和护士的个人发展。"

2024 年 5 月，两院区同时运行，原有的护士力量被一分为二，需补充大量的新生力量。新护士如何尽快完全适应急诊工作节奏，是急诊科面临的巨大压力和考验。刘小琴带领团队对新护士进行系统培训，从基础操作、临床场景模拟培训到急救技能、场景考核,只有合格者才能进入下一阶段。经过 3 个月的严格培训,新护士的护理能力得到显著提升,基本能胜任急诊岗位的工作。24 级新护士有 40 多名,占比急诊科护士总数的 25%。新手多,护理安全如何守住? 刘小琴的办法是"听他们讲"。她带领护士长精心筹备了年轻护士安全案例分享会,将医疗系统和院内的安全事件整理集中,采用年轻护士分组讨论、责任组长指导、护士长点评的方式帮助年轻护士识别风险,掌握应急处置的技巧。

刘小琴认识到,急诊临床每一项工作必须严格要求,但是占比超过 50% 的护龄不足三年的年轻护士群体都是独生子女,他们需要更多的爱心、耐心和包容。她说:"花开有早晚,芬芳各不同,我们要允许有晚开的花,要放平心态,耐心守护。"她善于发现每位护士的潜力和优点,为她们搭建平台,提供成长的机会。很多个下班后的晚上,她的时间都留给了年轻人。他们知道下班后的她才会在办公室,所以经常会有一条突然而至的微信:"总长,我想找您说说心里话。"她总是毫不犹豫地回复:"好的,来吧,我在。"她珍惜这样的信任,她深知,引导和培训一样重要。

推动急诊护理科研

从科研新手到年轻的护理硕导,刘小琴深知科研的重要性 :"有了科研的支撑,护理专科才能有发展。"到急诊后,她注意到急诊护士忙于日常的临床工作,科研意识不强。她用简单易懂的语言阐释科研的必要性 :"在临床护理中遇到问题时我们如何确定哪种解决方案最有效? 必须找答案,去验证。"为了提升急诊护理的科研水平,刘小琴采取了研究生培养模式来推动,她要求急诊护理团队的护士长、研究生、护理骨干定期写读书报告,她还鼓励年轻护士考研,并亲自指导他们申报项目、撰写论文。在她的带领下,急诊科的科研氛围日益浓厚,2023 年急诊科发表 SCI 论文 6 篇。

刘小琴还带领急诊护理团队的骨干参加各类竞赛,与全省乃至全国的同行进行交流和比拼,以此提升他们的信心。2022 年,急诊团队荣获医院品管圈大赛急诊赛道江苏省一等奖和全国优秀奖、江苏省护理专业教师教学能力竞赛二等奖、南通市青年教师授课比赛一等奖。2023 年,急诊团队荣获医院品管圈大赛急诊赛道全国一等奖、江苏省临床护理技能竞赛危重症组第一名。每次比赛,刘小琴都会带领核心团队对参赛者进行细致的指导和反复的演练。她认为,我们急诊有着优秀的师资力量,参加比赛获得名次并非最终目的,我们真正追求的是让参赛者在准备过程中得到成长,进而带动他们周围的团队一同进步。这样,最终,我们不仅赢得了比赛荣誉,也培养了人才。

（王莉）

建一流创伤中心 为生命抢出时间

——急诊创伤中心科主任秦军专访

与普通疾病相比,意外创伤往往会让人措手不及。对于严重创伤患者而言,当下的决策和治疗至关重要,高效的创伤救治体系对于提升患者救治成功率、最大限度降低并发症发生率、改善预后生活质量具有决定性作用。

"与同样拥有急危重症救治能力的胸痛中心、卒中中心、危重孕产妇救治中心等中心相比,创伤中心涉及的专科更多,需要协调的医疗资源也更多。"通大附院创伤中心主任秦军说,创伤中心救治水平是一家医院医疗技术和快速反应能力的综合体现。

以患者为中心 打造院内"一站式"救治平台

2024 年 8 月,江苏省创伤区域医疗中心在通大附院揭牌。作为首批省级创伤区域医疗中心,科室始终秉承"一体化诊治"的创伤救治理念,注重培养"一专多能"的复合型人才。目前通大附院急诊科拥有医师 33 名,博硕士占比达 95% 以上;共有 6 个创伤救治小组,均能独立完成胸部、腹部、骨创、显微外科等手术;年收治创伤患者约 1,500 例,其中重症近 600 人,年手术量 1,200 余台。

创伤中心的优势是优化了医疗资源分配,可在最短时间为患者提供及时、有效、全面的救治措施,从而提高救治率,降低致死致残率。秦军表示,创伤中心可以满足患者后续的治疗需求,提高出院后的生存质量。

2022 年 7 月,家住启东的刘阿姨因车祸导致创伤性脾破裂、上腹部感染、骶骨骨折、多发肋骨骨折等,在当地医院就诊后进行了脾动脉栓塞术等相关保守治疗。2 天后,患者因术后腹痛不止且持续发热未能缓解,遂至通大附院急诊就诊。经 CT 检查发现刘阿姨有创伤性脾破裂、腹腔黏连严重、急性创伤性胰腺炎、创伤性胸腔积液等症状,情况危急需尽快手术。秦军在接诊后立刻为其安排住院及相关辅助检查。在充分的术前准备后,刘阿姨接受了脾切除术 + 腹腔黏连松解术 + 腹腔引流术。

手术顺利,患者于半个月后出院。秦军告诉记者:"创伤中心具备常见创伤、严重创伤和创伤并发症的综合诊疗救治能力,是集急诊救治、手术、住院治疗、早期康复于一体的创伤救治平台。"

建设绿色通道 实现院前院内紧密联动

作为创伤中心的带头人,在医院的大力支持下,秦军带领团队成功建立了创伤中心的标准化流程。他指出:"在任何时间段,都有我们的医护人员待岗。创伤救治讲究'黄金一小时',越早救治,患者的生存机会越大。如何启动救治流程,协调兄弟科室配合,我们谙熟于心。"

2020 年 7 月,如皋东陈某工地一男子在施工中不小心滑倒坠落,两根钢筋分别从颈部、胸腹部刺穿,鲜血浸湿了衣服,情况紧急,被 120 救护车紧急送至通大附院。当伤者被送至医院抢救室时,事先接到通知的创伤中心主任医师朱东波率团队早已等候在此,同时根据 120 反馈的伤者病情,迅速集结了包括胸外科、普外科、耳鼻喉科、麻醉科在内的多学科诊疗组。此外,进行钢筋切割的消防队员也在现场候命。在消防队员成功切割完刺穿身体的钢筋后,伤者被紧急送至 CT 室检查。术中,先由朱东波团队取出颈部钢筋,再与心胸外科联合取出胸腹部钢筋,整个手术时间持续了一个多小时。术后,伤者被送至急诊外科病房进一步观察治疗。

"在生死时速间,创伤中心提前组织创伤团队成员在急诊室等候,为患者争取了宝贵的救治时间。"秦军解释说,"我们的团队成员会在第一时间根据患者入院前的病情,协调好相关科室做好准备,手术室做到随时开台。

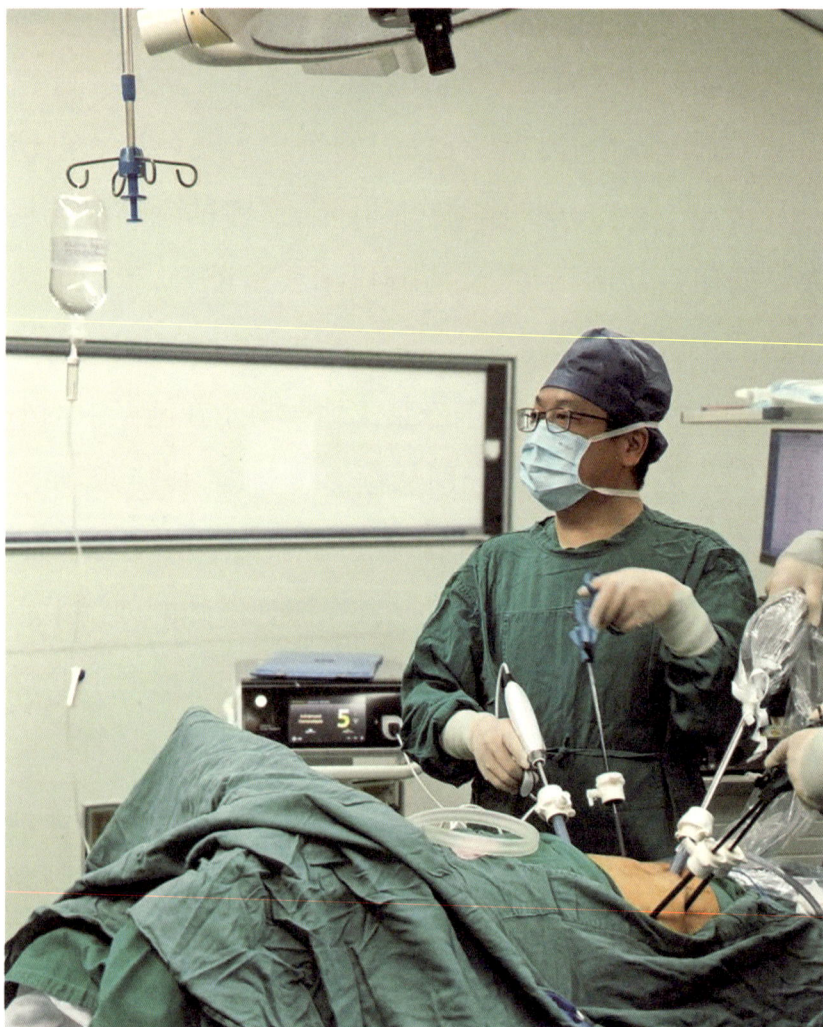

这样患者到院后,就能第一时间抢救,大大节省了救治时间。"

规范创伤救治体系 守护百姓生命健康

2021 年 4 月 30 日晚,本市部分地区出现了百年未遇的冰雹和大范围强雷暴大风天气,造成 22,823 人受灾,9,421.92 公顷农作物受灾,10,702 间农房倒损。灾害发生后,全市各级各部门有力、有序组织开展各项抗灾救灾工作。创伤中心提前部署,联合眼科、手外科、骨科、口腔颌面外科组成 6 个救治专家组,为 7 名受伤市民提供紧急医疗救治。"受伤患者年龄最大的 85 岁,胸部、腰椎等发生多发性骨折,伴随胸腔积液。收治后,我们中心的医护人员和骨科、手外科的专家为其进行了手术及后续药物治疗。患者于一周后顺利出院。"秦军说。

2024 年 2 月 18 日凌晨 3:58,通大附院接到江苏省卫健委应急办电话,海安市某工厂发生爆炸,有 10 余名伤员需要救治,要求组织专家医疗团队赶赴当地进行抢救。接到指令任务后,医院立即启动应急预案,迅速由烧伤、创伤、神外、普外、骨科等的 5 名主任医师组成救治团队,由医务部主任带队,赶赴海安参加伤员救治。经病情评估后,专家组一致认为,部分重伤员需转至通大附院进行进一步救治。"接到前方指令后,创伤中心迅速腾出所需专业床位,调集气管切开包、呼吸机、白蛋白、血浆等抢救设施和应急药品,全力做好伤员的救治。后续7名伤员平稳转至我院,医院立即开通绿色通道,实施"一人一策一方案",妥善诊治伤员,确保其生命安全。"秦军坦言,近年来突发公共卫生事件的频发对创伤中心的建设管理提出了更高要求。未来将进一步发挥创伤区域医疗中心的作用,提升应急救治综合能力,从容应对严重创伤及各类应急突发事件的挑战。

弦歌不辍育英才 匠心接力促发展

近年来,创伤中心病区接诊量及严重创伤患者接诊量均名列全省前茅。出院人数、手术占比、四级手术率、疑难危重病人比例逐年提升,平均住院日逐年下降,科室考核管理渐出成效。2024年,秦军发挥模范带头作用,全力配合医院做好东院区开科的各项工作,合理安排人力,在西院区继续稳定高效运转的同时,保证了东院区创伤中心的同质化运行。

科室发展,关键在人。年轻医生的培养及学科梯队的建设需落到实处。创伤中心采取"请进来、送出去"的人才培养策略,不断提升科室成员的专业素质,打造高端引领、中坚支撑、后备蓄力的医学人才梯队。2024年,秦军率队前往北京大学人民医院创伤救治中心考察学习,向中国工程院院士姜保国教授取经。同年 8 月,北京大学人民医院王天兵院长莅临通大附院东院区创伤中心指导工作,双方在交流会上畅所欲言,分享业务经验,就进一步合作交换了意见并达成共识。此外,科室多名年轻骨干积极参加国家级创伤医学中心高级人才培养项目,进修学习先进的救治医学理念和技术。

实践出真知,近年来创伤中心结出硕果累累。2022 年在第二届"王正国创伤医学菁英杯"青年医师创伤病例大奖赛中分别获华东区二等奖、江苏区三等奖。2024 年在第三届"王正国创伤医学菁英杯"青年医师创伤病例大奖赛中分别获江苏区二、三等奖。2023 年在浙苏皖环太湖创伤病历大赛中获得一等奖和二等奖各 1 项,两支团队在浙苏皖环太湖创伤临床初始评估中均获得一等奖。

值得一提的是,在医院强有力的科研政策鼓励及实验室平台的有效支撑下,创伤中心钻研学术、临床并重的氛围日渐浓厚,课题申报取得突破性进展,共获得国家自然科学基金项目、市科技局重大项目、市卫健委课题等多项,直接经费近 100 万元。科室成员在创伤相关的国家级杂志上参与发表的《创伤性肋骨、胸骨骨折外科诊疗中国专家共识》,使科室在国内的知名度得到进一步提升。2023 年 3 月通过国家创伤联盟的验收成为创伤联盟建设单位。2024 年江苏省医学会创伤年会在通大附院主办，使创伤中心在省内外的影响力得到进一步提升。

近日，一场"长江某轮船上一男性患者在工作中造成左上肢前臂肢体离断"的直升机救援演练在通大附院东院区圆满高效完成。"空中医疗救援是现代医疗急救体系中的重要组成部分，在特殊情况下，一些突发的车祸伤、急性心脑血管病，或者是中毒、休克，特别是突发海面、江面等特殊区域的情况，时间就是生命，需要空中救援快速转运。"秦军表示，此次演练的成功，意味着通大附院能够在更短的时间内，跨越更远的距离，为那些急需救治的患者提供最快速、最有效的救援，为患者争取宝贵的救治时间。

（徐海慧）

在没有硝烟的"战场"和患者守望相助三十载

——急诊医学科副主任沈雁波专访

漆黑的夜晚,炽白的灯光洒在一张张病床上,将这方拥挤的空间照得异常明亮。在南通大学附属医院急诊医学科,抢救室的病床总是处于"满员"状态。这里是急危重症患者的聚集地,医护人员穿梭在病床间,目光时刻留意着一台台监护仪。"我们每天都在和死神抢夺时间,每一场'仗'都毫无预警。我们步履不停,只有让自己语速更快、脚步更急,才能抢下更多生的希望。急诊,是向死而生的存在。"作为急诊医学科主任医师、硕士导师、医学博士的沈雁波,他的手机 24 小时待机,几乎所有危重症病人到来、所有抢救工作展开过程中,遇到的疑难问题都会向他请示汇报。凌晨 1 点、3 点、5 点……

的通话,各种临时急救工作屡见不鲜。一年 365 天,一天 24 小时,在这个没有硝烟的"战场",沈雁波奉献了青春年华,守护了三十载。

每天都在和死神抢夺时间

1993 年,南通大学医学院临床医学专业毕业的沈雁波在南通大学附属医院急诊科担任了急诊内科医师,这一干就是 30 多年。"通大附院急诊科成立于 20 世纪

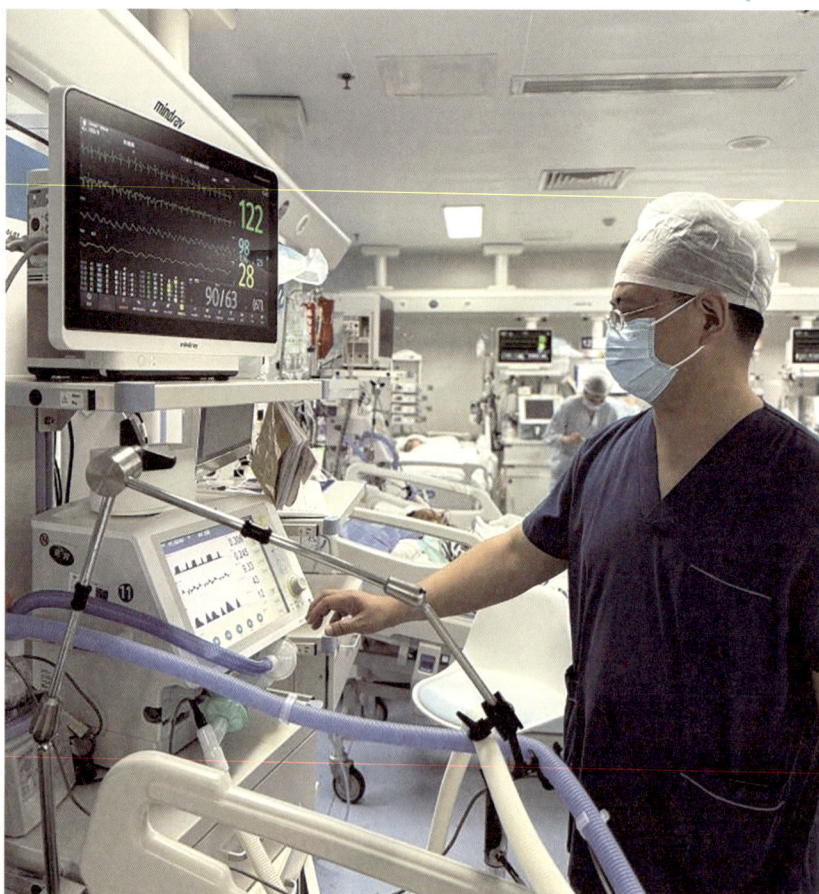

80年代,拥有当时全世界最先进的PB-7200呼吸机1台,EICU床位两张,但全科室只有5名医生。可以说,我是和附院急诊科共同成长的。"沈雁波介绍,急诊医学科突发情况多、工作节奏快,都是病情来得急、病情较重的患者,医护人员必须时刻保持待命状态。他深刻感到,面对不同类型、不同症状的患者,只有不断拓宽自己的知识面,苦练救治技能,才能准确应对突发病情,成为一名合格的急诊医生。经过不断地钻研和学习,沈雁波对急诊内科常见疾病有了丰富的诊疗经验,擅长内科危重症的救治及急性中毒的诊疗,精通机械通气、血流动力学、床旁超声、危重病营养支持等重症治疗技术。

"我所在的急诊医学科是与疾病斗争的'急先锋',必须时刻保持作战状态。"沈雁波介绍达到。"急诊科没有最忙的时候,只有更忙的状态。传染病流行期间科室的医护人员接二连三地倒下,由于我参加过医院抗击SARS病毒等任务,有经验,为此专门制定了多项针对性措施,精准计算好大家的康复时间点,按最紧急情况严密规范诊疗程序,确保随时有医护人员在岗,为抢救患者争分夺秒,最紧张的时候连我在内只有3个医生在岗。"对于高强度的急诊工作,沈雁波从未动摇过,而是默默选择了坚守。

24 小时随时待命

南通大学附属医院急诊科从成立之初的病房容量小、EICU 技术不足到今天有 20 张床位、50 多名医护人员,离不开沈雁波和全体医护人员共同的努力。2018年,急诊科搬入新装修的 ECIU,增加了 CRRT、PiCCO、ECMO、纤维支气管镜、床旁超声等各种新设备,然而除了呼吸机,其他技术团队还没有掌握,沈雁波请来 ICU 的医生指导,科室医护人员一起学。1 年后,急诊科人员除了 ECMO,其他检查都能熟练操作。3 年后,急诊科人员完成了第 1 例 ECMO。

一次一位 50 岁的中年男子因为高血压、冠心病在外院住院一周,经过冠状动脉造影检查发现,该患者的三支冠脉狭窄度超过了 90%,于是立即转到我院进行心脏搭桥手术。然而刚到医院不久,患者病情突然发生变化,急性左心衰导致呼吸困难、意识丧失,抢救室医护人员立即进行心肺复苏、气管插管,随即向沈雁波汇报,需要进行 ECMO 治疗。"电话就像一个按键,一键启动了ECMO 治疗的绿色抢救通道,我就像电话一样,24 小时待机,随时待命。"沈雁波这样形容。

2019—2023 年,我国老年人口数量从 2.54 亿增长到 2.97 亿,人口老龄化程度从轻度步入中度,实现老有所养的任务更加紧迫而艰巨。面对这一社会现实,沈雁

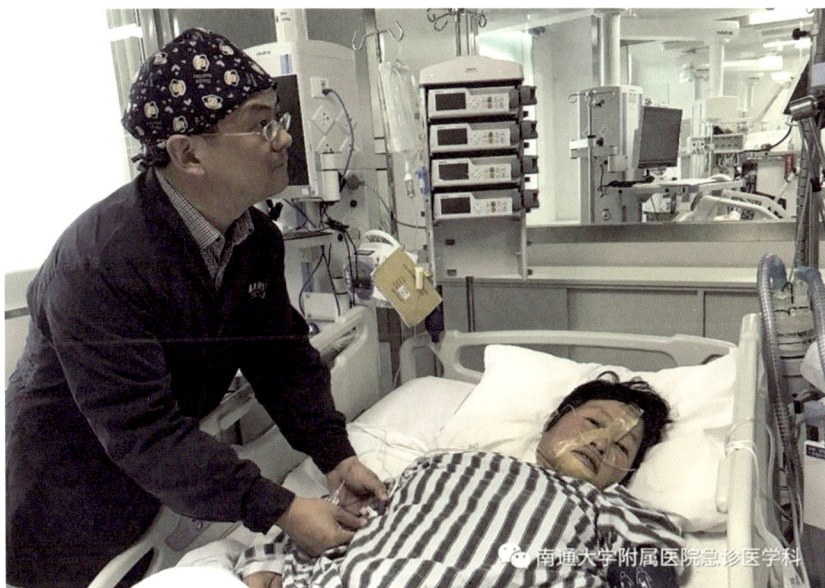

波表示,急诊科的病人越来越多,我们身上的担子也越来越重,前不久新启用的南通大学附属医院东院区,正好可以缓解这方面的压力,确保每位患者都能得到及时有效的治疗。

2005 年,沈雁波获"南通市新长征突击手"称号;2021 年,沈雁波荣获南通市医师奖。在沈雁波看来,这些都是对他的鼓励和鞭策。作为战斗在急诊科的医生,他说:"能在平凡的岗位上勤勤恳恳地工作,为患者带来希望,就是我最快乐的事。"

(倪丽斯)

医在南郑 不以山海为远

　　南通与南郑,一字之差却相距千里,因为苏陕战略协作省级对口支援的政策机缘,南通大学附属医院与汉中市南郑区人民医院成为亲密无间的伙伴。自 2011 年起,通大附院给予南郑区人民医院全方位、精准化的帮扶,让这个位于陕西省西南边陲的城区医院焕发出新生机。其中通大附院急诊医学科也先后派出多名业务骨干接过援陕接力棒,使南郑区人民医院的急诊学科建设和人才培养得到迅速发展,诊疗范围不断拓宽,医疗质量、服务水平明显提升。

让对口支援帮在点上,暖在心上

　　2016 年 5 月,我有幸成为科室首批赴陕支医的志愿者,进行了为期半年的支医工作。如今这段经历已过去数年之久,但耳畔还依稀会响起陕北人民亲切的口音,想起与江南水乡完全不同的风土人情。

作为科室率先"吃螃蟹"的人,此前我只知道支医是去一些医疗欠发达地区,协助当地医院更新医疗技术,解决当地群众"就医难、看病难"等问题。本着"读万卷书,行万里路"的想法,我主动报了名。

彼时的南郑区还叫南郑县,其下辖的 20 个乡镇地处群山环绕之中,村民们看病十分不易,有时 120 出车接送患者往来就要耗费大半天时间,转运的路上可能遇到的风险更是无法预料。因此,我们定期举行送医下乡活动,哪怕是跋山涉水、语言不通,也要向远离县城面临看病难的村民们普及健康饮食、疾病预防和急救知识,让他们足不出户就感受到苏陕一家亲的关怀。

除了日常开展急救诊疗工作外,针对当地村民养蜂、农田劳作等工作环境,我利用自己擅长的中毒、感染、脓毒症等疾病救治经验,为患者解决了多起蜂蜇伤、蛇咬伤、农药中毒等病例。遇到危重症需要急救的患者,我带头当好前期"总指挥",做好头部诊疗工作,为患者的后续救治赢得宝贵时间。

责任在肩,我把帮扶、带教放在首位。支医扶贫不仅仅是用自己的医疗技术服务群众,更多的是把先进的技术留下。每一例患者、每一次治疗,我都手把手地带教,同时开展每月一次的医护人员培训,向当地医生传递自己的诊治经验。

心中有信仰,脚下有力量。我时常觉得基层医疗工作任重道远,也庆幸能参与到这个时代的扶贫大潮里。这段短暂的支医经历平凡却不平淡,是我职业生涯中的重要履历,也是一笔宝贵的财富。

——急诊内科副主任医师 袁晓宇

既然来了,就要真真切切为南郑做一些事情

2019年5月28日,我积极响应医院号召,为履行救死扶伤的职责,来到千里之外的陕西省汉中市南郑区人民医院开展医疗对口支援,亲身感受到了这份责任与使命的厚重。

还没来得及感受西北风情,我便在顺利抵达后的次日来到急诊科报到。在快速熟悉科室病区环境后,我根据科室实际情况,首先从急诊医学科心肺复苏操作的规范性和安全性入手,制定管理制度,进一步规范当地医务人员在急诊科心肺复苏操作中遵守的标准和程序。其次从急诊外科常见的突发疾病处置等方面着手,细化至每一个工作点,包括胸外按压、开放静脉通道、气管插管等一系列流程,以实现更规范、更合理的急诊工作。最后是在院内进行多种形式的培训,努力提高医护人员的业务水平,为其长远发展奠定基础。到岗仅一个多月,

我们就成功抢救危重患者 100 多人次，120 出诊 10 余次。

来到南郑，我们不仅仅在医院治疗患者，更是要到群众中去，让更多人享受到优质的医疗服务。南郑区地域广，人口分散，不少乡镇远在大山之中，村民们来城里看病不容易。因此，我们主动深入社区乡镇，开展了多场健康下乡义诊、慰问活动，为百姓提供免费的医疗服务，给予专业的健康建议和指导，让他们感受到医者的温暖和关怀。

漫漫支陕路，帮扶工作仍在接续前行。我在将先进的医疗技术和理念带到那里的同时，也在当地同事们的身上学到了很多宝贵经验。这段人生中可遇而不可求的缘分，让我终生难忘。

——急诊内科副主任医师 张霞

以星星之火，让当地百姓更有"医"靠

2020 年 5 月，我作为医院第十一批援建医疗队如期来到南郑区人民医院。初临此地，当地医院领导和同事们的热情友好，让我这个外来者在异乡感受到了家的温馨。

在我到岗之前，南郑区人民医院急诊医学科主要承担院前和院内急危重伤病员的急诊急救、转运、院内分

流等日常诊疗工作,并未开展相关的急诊危重症手术工作。结合当地民情以及医院实际情况,我认为尝试开展急诊科和重症医学科一体化诊疗服务可以有效带动医院整合医疗资源,破解危重症患者需要立即干预的紧急性等诸多难题,切实造福更多患者。在与院相关领导和科室负责人反复商榷研究后,我利用自身擅长的多发伤和复合伤救治经验,与同事们开展了一系列急诊外科手术,例如四肢骨折手术、植皮手术、创面手术等,仅一个月就成功救治了十多名患者。

记得一日清晨 6 时许,医院接到急救通知,有一名 17 岁的高空坠落患者。我立即跟车赶往医院,接诊后第一时间通知创伤团队集结到抢救室。在抢救室判断患者出现急性失血性休克、全身多发性骨折、颅内出血等症状。病情紧急,随时会有生命危险,我们立即为其开通绿色通道,进入抢救程序,并多次开展损伤性手术救治,术后患者转入重症医学科进一步观察治疗。得益于抢救及时以及科学全面的一体化诊治模式,这名患者最终化险为夷,并于一个多月后出院。

授人以鱼不如授人以渔。我们来支医的团队始终坚持以临床带教的方式"手把手"地教,并定期以专题讲座的方式"面对面"地带,致力于为当地医院打造一支"带不走"的医疗人才队伍。

支医的半年,是互相学习、倍感充实的半年,也是有收获、有成就、有历练的半年。这段经历将鼓舞我始终牢记医务工作者的初心,时刻鞭策自己不断努力学习新理论、新知识,更好地为患者服务。

——急诊创伤中心主治医师 袁皓杰

平凡亦绽微光,愿做好纽带和桥梁

2021 年 9 月,我很荣幸被医院选派赴南郑区人民医院,支援当地医疗建设。急诊科是我工作的第一站,我的搭档是南郑人民心目中的英雄——李娜护士长。

在快速熟悉医院和病区环境后,我便参与到 120 急救转运和抢救室救治工作中:了解各班工作职责及工作流程,并在工作中就存在的问题提出了自己的意见和建议;与同事重新修订了《急诊科预检分诊本》,制定了《急诊科准入制度》,创建了《临床指南》学习手册;引进了SBAR 交班模式,规定了交接班定位、内容,制定了交班模板;科室微信群建立"每日提醒",提高了护士科室管理能力和主人翁精神;对抢救车进行了规范化管理,制定了洗胃机终末处置流程;和护士长重新制定了《急诊科护士工作职责和流程》,对人力资源进行了合理调配。这里的氛围和我们通大附院急诊科一样,朝气蓬勃,团结一心,干劲十足。辛苦的同时,我们也收获了患者满满的赞誉,这是一种肯定、动力和责任,更加坚定了我投身于这片热土的决心。

第二站,我来到了护理部,主要负责教学和培训。设计了2021年院护理机动人才库;进行了危重症小组论坛课程安排,邀请我院唐兵和丁剑锋两位专家授课,并对单人心肺复苏、四人急救技能配合和口咽通气管的使用等三项急救护理操作逐一点评。为了能让最先进的护理知识技能和管理经验走进南郑人民医院,我努力做好纽带和桥梁作用。依托通大附院这个强大的后盾,利用我院举办学习班之际,通过线上培训,组织糖尿病专业小组成员远程学习"糖尿病信息化管理学习班"的课程,组织急危重症专业小组成员在线学习"急诊护理技术与管理新进展研讨班"的内容等,大家纷纷表示受益匪浅,开拓了视野和思路。

此时此刻,尽管我早已圆满完成了自己的支医工作,回归到本职工作中。但只要回忆起那段时光,我仍感到无比的荣幸与自豪,在南郑经历的点点滴滴必然会伴随我一生。

——西区急诊抢救室护士长 姜慧

恪尽职守,为南郑人民的健康事业尽己之力

2021年9月,我响应苏陕协作的号召,主动请缨来

到汉中市,并挂职南郑区人民医院急诊科。在此期间,我充分感受到汉中纯朴的民风,南郑区人民医院同事们的热情、勤奋,也深深地打动了我,我由衷地爱上了这个陕西的"小江南"。对口帮扶到任后,我迅速调整好角色,投入工作,详细了解科室情况和患者信息,参加交班、查房,现场传帮和带教。彼时恰逢南郑区人民医院创伤中心建设启动,作为有十余年创伤中心工作经验的"老同志",我义不容辞地投入创伤中心的建设中。

南郑区人民医院创伤中心主体由急诊科组成,面临创伤基础理论薄弱、人员配置欠佳、硬件条件较差等多重困难,而且距验收时间短,任务繁重。我根据科室实际情况,制订了具体的帮扶计划。一方面,开展讲座、操作培训,提高创伤中心医护人员对严重创伤救治的认知、诊疗的理论知识、实际操作能力,同时协作完成多例复杂手术,使急诊科的手术水平得到提升。另一方面,我与院相关领导、创伤中心负责人通过反复商榷研究,根据实际情况,制定了符合南郑区人民医院实际的以急诊科为核心、多学科配合(MDT)的救治流程,并根据该流程,编排了多发伤救治演练的脚本。在模拟演练中,依据自身经验,我现场指导,提出改进意见及建议。在此后的陕西省创伤中心论证委员会的现场验收评审中,多发伤救治模拟演练得到了专家的肯定。除此之外,我还多次参与送医下乡活动,走进偏远山村,为南郑区人民普及急救知识,扩大区医院创伤、胸痛、卒中中心的影响。

半年的支医经历尽管忙碌,却是充实且快乐的。虽然只有半年的时间,但这段经历是我职业生涯中难得的历练,更是我人生中的一笔宝贵财富,我将永远铭记于心。

——急诊创伤中心主治医师 丁剑锋

（记者／徐海慧）

急诊年轻医护员工的身影

急诊医学科品管圈获第十一届全国医院品管圈大赛一等奖

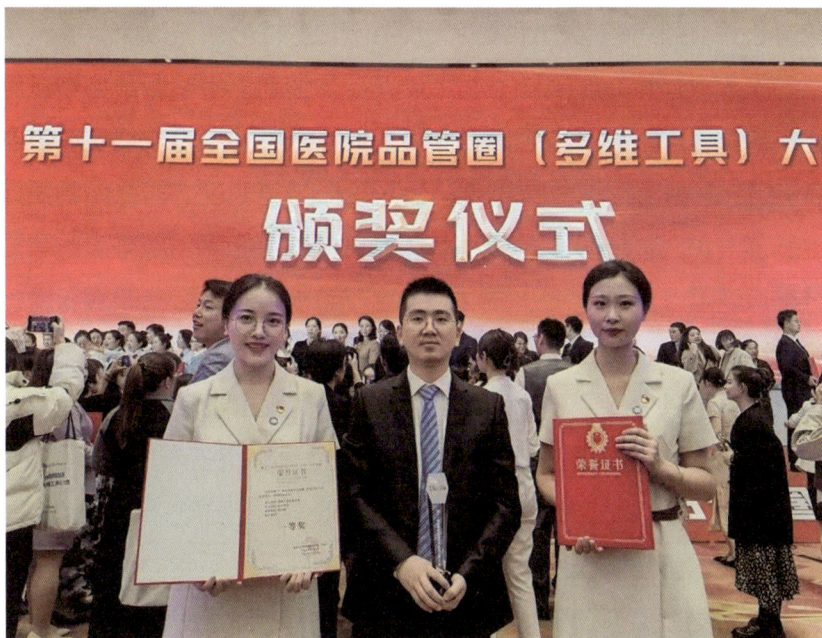

11月24日至26日，第十一届全国医院品管圈（多维工具）大赛在常州举办，经激烈角逐，我院急诊医学科

"律动圈"获急诊专场一等奖。我院急诊医学科"律动圈"以"集束化管理实践缩短抢救室患者滞留时间"为主题，急诊医学科袁明军、仇惠芫、陈烨为汇报人，圈员们精心准备，以卓有成效的品质管理内涵、生动形象的多媒体课件、从容大方的现场展示、丰富的成果呈现以及扎实的专业知识和技能得到专家评委的一致好评，获得此荣誉。

2023 年 11 月 27 日　急诊医学科

急诊科仇惠芫荣获 2021 年度急诊抗感染精英赛全国总决赛冠军

急诊抗感染精英赛全国总决赛
评分总排名

精英选手	得分	排名	精英选手	得分	排名
仇惠芫	88.210	冠军	张陈光	83.06	优秀奖
朱锦奎	87.840	亚军	李佩容	78.69	优秀奖
谈定玉	87.25	季军	冯丽	78.17	优秀奖
刘青	86.87	优胜奖	罗量	81.75	优秀奖
孙青松	86.520	优胜奖	王祥宇	77.5	优秀奖
段国宇	86.5	优胜奖	吴建维	77.33	优秀奖
曾维佳	85.69	优秀奖	连洁	77.08	优秀奖
莫晓叶	83.93	优秀奖	陈潇荣	79.71	优秀奖
田黎黎	83.67	优秀奖	叶子	75.38	优秀奖
袁绮	83.090	优秀奖	李全业	76.64	优秀奖

由中国急诊专科医联体举办的 2021 年度急诊抗感染精英赛全国总决赛于 12 月 21 日落幕。比赛采用线上线下相结合的方式进行。我院与中南大学湘雅医院、

北京清华长庚医院、四川省人民医院等多家医院的 20 个优秀感染病例进入决赛。最终我院急诊科青年医师仇惠芫荣获全国总决赛冠军。

2021 年 12 月 23 日 急诊医学科

急诊科邱峻医师喜获"全科医学心脏疾病知识竞赛"一等奖

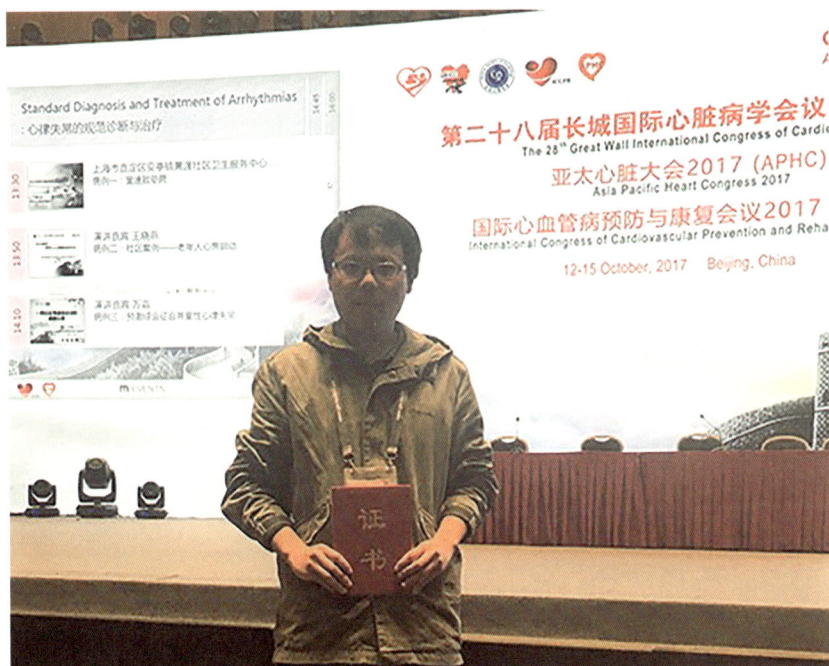

第二十八届长城国际心脏病学会议暨亚太心脏大会、国际心血管病预防与康复会议于 2017 年 10 月 12 日至 15 日在中国北京举办。本届会议共有来自 36 个国家 2 万名参会者。我院急诊科邱峻医师以全国总决

135

赛总分第一的优秀成绩喜获第二十八届长城会"全科医学心脏疾病知识竞赛"一等奖。

2017 年 10 月 16 日　蒋海燕

急诊医学科荣获第六届亚洲质量改进与创新案例大赛一等奖

9 月 17 日至 18 日,由浙江大学管理学院、中国医院品质管理联盟主办,浙江大学质量管理研究中心、中国医院品质管理联盟 QFD 创新型品管圈专业委员会承办的"第六届亚洲质量功能展开与创新研讨会暨第六届亚洲质量改进与创新案例大赛"在杭州举行。此次大赛通过线上线下相结合的形式举办,我院急诊医学科"基于 QFD 创新型品管圈的医院—社区孵化新模式构建"经过激烈角逐,斩获第六届亚洲质量改进与创新案例大赛一等奖,这是我院首次获得该组织的奖项。

亚洲质量功能展开与创新研讨会(ASQFD)是世界最大规模的 QFD 交流平台,此次举行的大赛作为亚洲最高级别的 QFD 盛会和中国本土化特色管理理论方法交流会,汇聚了来自日本、新加坡、泰国、印度尼西亚、韩国、中国香港、中国台湾等国家和地区的质量专家学者以及多家著名企业、医院,它们共同探讨质量管理的系统化创新方法、理论与实践。此次大赛参赛队伍由中国医院品质管理联盟、各企业单位推荐入围,分为 4 个分会场共 190 个参赛队伍。我院参赛案例以缜密的逻辑思维、完善的理论支撑、丰富的创新实践与成果,获得了国内外专家肯定。

此次大赛荣获佳绩,不仅是我院提升科学化、精细化品质管理,探索创新质量管理方法的新突破,也是护理部、急诊医学科基层特色科室省级孵化中心重点建设单位孵化成果的体现。

2021 年 9 月 21 日 袁明军 张季梅

这样的身影还有很多……

自 2017 年起,我院急诊科青年医生就取得了多项荣誉。2017 年袁晓宇、袁明军获江苏省首届品管圈大赛一等奖、全国第五届品管圈大赛二等奖。邱峻获第二十八届长城国际心脏病学会议"全科医学心脏疾病知识竞赛"一等奖。2019 年袁晓宇、沈艳在 UpToDate 临床顾问循证思维实践案例大赛中分别获得第三、第五名。王亚运在爱悦心动力病例演讲比赛中获得东部赛区半决赛三等奖。2020 年姜岱山获全国第三届 UpToDate 临床顾问循证思维实践案例大赛优秀临床案例奖第三名。2021 年沈艳获得第二届"恩华杯"ECMO 病例演讲比赛东区半决赛第二名。仇惠芜获得急诊抗感

137

染精英赛全国总决赛冠军。2023年沈艳获得第十三届江浙年会复苏案例大赛特等奖。急诊外科在浙苏皖环太湖创伤病例大赛中荣获一等奖、二等奖各一人次,科室组建2支队伍参加浙苏皖环太湖创伤初始评估与处理技能竞赛均获得一等奖。急诊医学科重症监护室袁明军、徐晓演分别荣获江苏省临床护理技能竞赛重症组第一名、江苏省高校微课教学比赛二等奖。

南通大学附属医院急诊医学科是一个团结而又充满活力的团队,科室致力于培养年轻医护人员,鼓励他们不断提升自己的专业技能,勇于突破与创新。在科主任黄中伟教授的带领下,科室始终坚持夯基础、强急救、重素养,助力青年医生成长。

在这里,高年资的老师们不仅拥有丰富的临床经验,还能用充满激情的方式讲解医学奥秘,常态化、周期性地开展针对青年医护人员的培训,助力培养青年员工的新思维、新理念,通过多专业、多形式的培训,不断提升其临床诊疗能力、急救技能水平、医疗服务能力。在这里,青年员工积极向上,牢记担当与职责,努力使自己成为一个德技双馨的好医护,更好地造福江海百姓。

(黄中伟 蒋海燕)

第三部分
十年感悟

救急危德厚至善
杜微渐业勤至精

——通大附院东院区急诊医学科

创伤救治三十年
——生命之托，团队之力，医者之心

我是朱东波，一位在南通创伤救治领域工作了三十余年的老兵，1985 年毕业于南通大学医学院。经过党和医院的多年培养和自身的不断努力，我从一名普通医师成为主任医师。在担任创伤中心主任的这段时间里，我深刻体会到创伤外科工作的复杂性和挑战性。每一天我们面对的不仅是患者的伤痛，更是他们及其家庭的希望，肩负着引领团队、救治患者、教育下一代的三重责任。

首先，无论面对什么样的患者，作为生命的守护者我们都全力以赴、认真对待。每一次手术、每一项决策都可能改变一个人的命运。在数以万计的生死时速救治案例中,我们总结出在紧急情况下可能可以采取的一些关键步骤和策略。

迅速评估和反应:迅速判断受伤者的生命迹象和伤势是首要任务。这通常涉及使用 ABCDE 方法(Airway Breathing Circulation Disability Exposure) ——确保呼吸道畅通、检查呼吸和循环情况、评估意识状态及全身检查。

控制出血:对于出血严重的创伤,迅速止血至关重要。这可能包括使用直接施压、使用止血带和压迫包扎等手段,以防止休克并为治疗赢得时间。

休克处理:识别和处理创伤性休克很关键。措施包括保持病人体温、确保良好的血液循环和氧合,及时进行液体复苏。

确定优先级:在处理多重伤情时,识别出最危及生命的伤情并优先处理极为关键。这需要医护人员具备扎实的医学知识及在紧急情况下快速决策的能力。

资源配置:在灾难响应中,有效配置有限资源(人员、设备、时间)是提高存活率的关键。这需要系统化的决策过程,确保最需要的病人得到救治。

持续监测与评估:急救处理是动态的,需根据病人反应调整治疗方案。这包括持续监控生命迹象、评估治疗效果及时处理并发症。

心理准备：对急救人员而言，除了专业技能训练，有效的心理准备也不可忽视。在紧急情况下，保持心理稳定，准确快速地作出救援决策，直接关系到救援成败。

应用新技术：医疗技术不断进步，如远程监控和机器人手术辅助，正在革新急救领域。这些技术的进一步融合与优化，预计将大幅提升支持创伤救治的力度。

系统改善：在系统层面上，优化急救流程、提高资源利用效率及加强部门间的合作，将有效提升急救的整体效率。

其次，团队的协作能力至关重要。作为科主任需要协调不同专业的医生、护士和其他医疗人员，确保每个人都能高效地工作。临床医生、麻醉师、护士等不同角色，需要紧密配合，确保手术的顺利进行和成功率。一个高效的团队是创伤救治成功不可或缺的因素。

多学科合作：成功的创伤救治需要医生、护士及其他急救相关专业人员的密切协作。团队成员需各司其职、协同作业、勇于担当，以形成有效的救治效果。

创伤团队专业化：实体化的专业队伍很重要。我院于 1998 年 4 月在江苏省率先成立了实体化救治团队的创伤外科，2018 年成为首批江苏省省级创伤中心，2023 年再次成为江苏省苏中地区省级区域性创伤救治中心。

经过 20 年的努力,成长为江苏省具有影响力的一支实体化救治团队,创伤救治成功率在 96% 以上。

此外,掌握沟通技巧,以与患者家属保持好沟通,及时传达患者的状况和治疗方案,获得他们的理解和支持,能为救治工作创造良好的外部环境。

最后,我深刻体会到,创伤中心的工作需要全社会的支持。无论是政府的政策扶持,还是公众的意识提升,都是我们能够更好地完成工作的基础。

现在我已从科主任岗位上退下来了,但是我还是一如既往地热爱创伤救治工作。未来,我将继续协助现任科主任提升团队的专业能力、优化救治流程、加强心理支持服务,并与社会各界共同努力,为创伤患者提供更优质的服务。

(急诊创伤中心 朱东波)

个人与科室共谱辉煌的奋进华章

十年弹指一挥间。回想十年前,我还是急诊医学科的一名主治医师,当时正在南通大学读研究生,刚刚完成第一年的理论学习,没有过硬的临床技术,没有任何科研经历,教学经验也十分欠缺。现在,取得了很大的进步,从群众成为光荣的共产党员,还成为江苏省科协选派赴江西井冈山学习的 100 名理想信念教育班学员之一从硕士第一年到南医大全日制学术型博士毕业;从中级职称到主任医师、副教授;从毫无海外经历到被选拔赴英国、德国、意大利进修学习一年余;从完全没有教学技术经验到通过选拔参加教育部来华留学生英语师资培训并顺利结业;从 2016 年第一次做"急救知识进万家"科普讲座到如今已举办 300 余期,短短几个月内就在新疆克州举办了 10 余期,受众达十余万人次,获得了良好的社会效益和省市各级荣誉;从普通医师到跨入中层干部序列,先后成为分院副院长、急诊医学科副主任,再到援疆干部、克州人民医院党委委员、副院长。这其中有自身的努力,更多的则是来自科室的培养。

十年间,全国先进工作者、全国五一劳动奖章获得者、二级教授、博士研究生导师黄中伟主任不仅指导我硕士毕业,还成为我爱人的博士生导师,在医院传为美谈。十年间,科室也在黄主任的带领下飞速发展,从普通专科跨越为江苏省临床重点专科。学术兼职从无到有,科室多名骨干成为省市级分会主任委员、副主任委员、常委和委员,并在国家级和省级学术年会、品管圈大赛上大放异彩。从硕士学位授予点提升为博士学位授予点;从仅有 2 名硕导到现在拥有博导 2 名,硕导 8 名;从没有一名博士到有毕业博士、在读博士、博士后 10 余人;从没有人有海外进修学习经历到多名骨干具备了 3个月到 1 年的海外研修经历;人才培养对象从零到现在共有省级、市级、院级人才 10 余人次;国家级课题、省级科研奖励等从无到有,从有到多;SCI 论文、国际 PCT、国家发明专利和省市级标准也经历了从无到有、从有到精的跨越式发展过程。

十年间,科室完成了 EICU 的扩容,完成了新急诊楼改造搬迁。科室临床技术日益精进,ECMO、CRRT、床旁支气管镜、床旁超声等技术由新技术逐步变为能随时熟练开展的技术。科室在全国和省内的排名也逐渐前移,影响力与日俱增,2022 年 STEM 全国排第 54 名,江苏排第 2 名,取得了巨大的社会效益和良好的社会反响。

回望前十年,展望后十年。科室在党委的坚强领导下,在全体医护人员的踔厉奋斗下,必将在临床、科研、教学等方面取得跨越式发展。全国重点临床专科不只是梦想,急诊国家自然科学基金面上项目不只是梦想,国家级人才培养对象不只是梦想,都必将在急诊所有成员的不懈努力下成为现实。

(急诊医学科 祁雷)

急诊领域的非凡之旅

急诊这十年的变化可以说是脱胎换骨,在医疗技术、临床教学、科研水平、健康科普等多方面都进步神速。科室方面拿到江苏省重点专科,全国地市级专科排名第七。本人也从副高职称晋升到主任医师。晋升到正高级职称后,本人先后担任急诊内科及 EICU 医疗组长,继续兢兢业业做好本职工作,同时不断学习新知识新技能,持续进行重症知识储备、重症技术提升,为科室重点重症技术的开展贡献自己的力量。

首先是深静脉置管技术,本人率先在 EICU、急诊外科、急诊内科、抢救室开展,并带领大家一起进步、提高,为后来 EICU 扩建后众多重症技术的开展做了很好的铺垫。接着是盲插单腔及双腔鼻肠管技术,2014年在5张床位的EICU里应用于食管瘘患者,取得非常好的效果,此后该技术逐步应用于重症胰腺炎、老年重症反复胃反流误吸高风险患者,并多次去市区及县区其他医院会诊插双腔鼻肠管,在国家级神经重症学习班上推广盲插技术,为科室及医院赢得了荣誉。2014年8月在昆山爆炸事故伤员抢救的过程中,本人受邀为本院烧伤科病房烧伤面积超过90%的重症烧伤患者早期放置经鼻肠喂养－胃减压双腔管(bengmark duo-tube, BDT),既可有效地减少胃反流和误吸的风险,促进胃动力的恢复,又符合人的正常生理代谢过程,保护肠黏膜的屏障功能,减少肠道并发症,得到了当时国家级应急救援医疗指导组专家的肯定。BDT盲插置管法成为重症患者营养治疗的创新性医疗技术,当时在江苏省属领先技术,此后我们还继续探索在超声引导下鼻肠管的留置。然后是CRRT技术,起步于2016年,边学边做,第一例成功开展是在2016年的跨年夜。我还远赴北京、上海学习有创血流动力学监测技术、重症超声技术,先后三次参加南京中大医院、江苏省人民医院、北京协和医院体外生命支持(ECMO)技术培训班,学习ECMO技术,并取得相关证书。

功夫不负有心人,2018年,迎来了EICU的翻新、扩建到了 20 张病床,医疗设备全面增加与更新,极大地提升了我们重症监护病房的危重病救治能力。本人作为医疗组长带领大家从头开始向本院综合 ICU 兄弟科室学习重症技术并逐步赶上他们,如 CRRT、血浆置换、气切、血流动力学监测 PICCO、重症超声、纤维支气管镜检查及肺泡灌洗等。2020 年开展了第一例 ECMO,也是第一例 ECPR。当时正值春节假日,一名 15 岁女孩误服一片磷化铝熏蒸药片后严重酸中毒、休克,频发心室颤动,心搏骤停,需要 ECMO 心肺支持。本人在持续机械心肺复苏的基础上,带领临时 ECMO 小组成员,预冲、动静脉穿刺置管,上机,综合集束化管理如抗凝防栓、镇痛镇静、血液净化、呼吸机辅助通气、血流动力学监测与维护、重症营养、抗感染及并发症的处理等,本人的跨年夜是在医院度过的,三天三夜没有回家,而是守在病人床边,第一夜先后电除颤 30 余次。患者三天后安全脱离 ECMO 机器,五天后脱离呼吸机,此后是对患者多脏器功能的维护、并发症的处理,三个月后患者出院。医院宣传科多次跟踪报道此案例,为科室及医院赢得许多赞誉。首例的成功为后续 ECMO 技术的开展奠定了信心,至今先后开展重点科室重点技术 ECMO 25 例,成功下机 10 例,存活 6 例。小组成员沈艳副主任医师根据我们第一例 ECMO 案例,参加两次案例比赛均获得较好的比赛名次,并在外刊发表了文章。

十年来,收获良多,本人作为医疗组长恪守职责,为不断提高医疗技术及医疗质量,为科室、医院高质量发展贡献了自己的一分力量。

(急诊科监护病房 袁鼎山)

十年感悟

急诊杏林伉俪
——大树下的洗礼成长

2023 年十月末的一个下午，收到我科通讯员王亚运关于《急诊又十年》的邀文，此刻静静地坐在电脑前思绪万千。在急诊工作的每一天，都是匆匆、匆匆、太匆匆，也不知道何时，白发已不知不觉悄悄爬上了发梢，掐指一算，我爱人袁鼎山和我从事急诊工作已经一万多天了。在刚刚过去的十年里，发生了太多太多重要的事，儿子研究生毕业已经走上工作岗位 ;我个人顺利晋升正高，目前是急诊内科病房诊疗组组长 ;老袁同志是急诊监护病房的组长 ;我们急诊大科在黄中伟主任的领导下更是从医院内一个原本不起眼的科室成功晋级为省重点科室,急诊科如今已经成为我院凝聚力和向心力都极高极强的科室。

还记得 1995 年时,作为苏州医学院临床医学系的医学生,我来到通大附院实习。进入临床的第一个科室是肾内科,当在黑板上看到他们本院医师的名字有一个叫"袁鼎山"时,觉得叫这个名字的肯定是位人高马大的黑壮汉,但是万万没想到,当有人喊"袁鼎山"时,应声答应的却是一个文文弱弱甚至可以说是非常"秀气"的小男生,在大跌眼镜之余,因为强烈的反差让我牢牢地深刻地记住了这个俊秀的男医生。一切都是缘分,一定是月老在牵线,第二个月我进入了呼吸科实习,我们俩竟然又在同一个科室上班,他是新入职的住院医生,也在轮转,我和他接触的时间说长不长说短也不短,当年他的同事们都说小袁很优秀,在医学院里学习非常用功,多次获得奖学金,做事又踏实、肯吃苦,主任们都很喜欢他,据说当时给他介绍对象的不少。就是在这些朝夕相处的日子里,我被他扎实的理论、过硬的动手能力所折服,便对他有点小崇拜。崇拜归崇拜,可是科室同事们都说当年是我追的他,后来的数年里我们也多次讨论过这个问题,他总是笑着说:"嗯嗯,我们俩是一见钟情。"

如今,事实证明,我当年的眼光是不错的,也算找到了一个绩优股。老袁同志的临床工作非常优秀,在黄中伟主任的直接领导和大力支持下,我们急诊科监护病房实现了省内多个新技术的突破,这里面也有老袁同志的一份功劳呢!黄主任曾在多个场合说过,袁主任和我们科的沈雁波主任,是他的左膀右臂,当然我说的可能会有些夸张,其实我们院领导也不止一次表扬过我。生活中,袁鼎山对家庭也非常有责任心,家务活几乎全包,也非常孝敬父母,是个好儿子,也是一个好父亲。但是我们俩都自认为不算是好父母,常年的急诊一线班,陪儿子的时间太少,提到这个话题有点心酸。那时候,我儿子还小,童年的他一直缠着要我陪他玩游戏,但是因为我们晚上要上大夜班,怕头脑不清爽,工作中出差错,不敢不睡觉,所以常常呵斥他让他一个人玩。他爸爸的电脑里下载了折纸的程序,儿子非常感兴趣,在电脑前一坐就是几个小时,等我一觉醒来常常看到儿子在电脑桌上摆满了他的作品,有很多的折纸非常复杂,让我惊叹不已,要是让我跟着电脑程序步骤做,我也折不出来。急诊的工作非常辛苦,加班加点是常事,过年过节不能陪家人更是常态。我儿子很懂事,自小就非常独立,他懂得我们工作的特殊性,但等到他大学报考志愿的时候,他怎么也不肯再学医了。一想起这些,眼泪就会在我眼眶里打转转。不管怎么说,这么多年我们坦然面对生活里所有的荆棘,在油盐酱醋中品味浪漫。在未来的日子里我们还会相互理解、相互支持,我们永远是幸福的一家人!

医生是一种职业,更是一种责任和使命。作为一个急诊科医生,更能体会这其中的辛劳不易。在急诊的这些年经历了太多太多命悬一线的生命因我们的努力而再次点燃,成功抢救了室颤室速患者后那种职业幸福感别提有多满足;看着患者的神志恢复,心里充满了让生命重生的喜悦和温暖,觉得一切付出都值了。急诊科工作中的点点滴滴,平凡中透着不平凡,每天急在分秒之间,救在生死边缘,不必说面对过的形形色色的患者家属,不必说工作的压力巨大,多少个日日夜夜守在医院都成了这辈子难忘的回忆。近 30 年的坚守,虽经历挫折我依然愿意选择坚强和乐观;虽又累又苦可还是觉得付出值得。如果时光倒流有机会让我重新选择,我还是愿意选择急诊,我还是愿意做一个急诊科医生,继续扎根急诊,守护更多的生命,实现自己的人生价值。

(急诊内科病房 李爱林)

关于医技医德的感悟

过去的二十年,我在急诊科度过了人生中最重要的时光,从初出茅庐的急诊科精神小伙,到如今肩负重任的急诊科中年大叔,在这个过程中取得了无数的经验和教训。在这里我和大家分享一些急诊从业中得到的医技和医德方面的感悟。

一、医疗技术的不断提升

在这个十年里,我见证了急诊科的巨大变化和发展。随着医学技术的不断发展和进步,全国各地急诊科都迎来了快速发展时期,我们急诊科的工作也发生了许多变化,不断地引进新的技术和设备,例如 CRRT 的普及、ECMO 的开展,提高了急诊救治急危重症的成功率和效率。急诊技术的更新迭代也促使我不断学习和提高自己的专业技能和专业知识。外出进修、参加培训班、积极观看线上课程,学习理论应用于实践再回归理论,周而复始的不断进步和成熟,使我成为年轻医生眼中资深的急诊科医生。在医疗技术方面的感悟如下:

不断学习:医学是一个不断进步的领域,新的技术和治疗方法随时都会出现。只有始终保持对新知识的热情和好奇心,不断学习最新的医学知识,才能不断提升自己的技术水平。

实践是关键:理论知识和实际操作是相辅相成的,"书中得来终觉浅,绝知此事要躬行"。急诊急救的关键就是"急",只有反复实践、反复操练,才能在急诊抢救中临危不乱,才能在危急关头救人性命。

关注细节:急诊科的工作直接关系到患者的生命安危,每一个细节都至关重要。病人的每一个症状体征、化验单的每一个异常结果、操作的每一个细节动作等,都是我们始终需要关注的可能影响患者预后的因素,也只有把握了这些细节,才能真正掌握好急诊的医疗技术。

二、医德医风的更高要求

我在急诊科工作中见证了无数人生百态和生命起

伏,在这个过程中,我深深体会到医德医风的重要性。我想和大家分享一些在这方面的感悟。

敬畏生命:每一次救治都是一个生命在与死神搏斗,我深感生命的可贵和脆弱。对每一个生命,我都怀有深深的敬畏之心,尽我所能去挽救。

平等对待:无论患者的身份、地位如何,我都以同样的态度去对待他们。每一个生命都值得尊重,不能因任何原因而偏袒或歧视任何一个人。

责任心:始终牢记医生的职责和使命,对每一个患者负责,不遗漏任何细节。我始终以患者的利益为最高准则,尽我所能提供最好的医疗服务。

敬业精神:始终保持对工作的热爱和敬业精神,以高度的责任心和专注力投入救治工作中。我始终坚信,只有用心做好每一件事,才能为患者提供最好的医疗服务。

坦诚沟通:我始终以诚实的态度与患者和家属进行沟通,不隐瞒任何可能影响他们决策的信息。我坚信,只有诚实和透明的沟通,才能建立信任,并取得更好的治疗效果。

在过去的十年中,领导和同事们一直是我最坚实的后盾和支持者。他们的帮助和支持,让我在工作中更加自信和坚定。同时,我也要感谢家人和朋友们的理解和支持,让我能够全身心地投入工作。在未来的工作中,我将继续努力学习,提高自己的专业知识和技能水平,并不断提升自己的医德医风,为患者提供更好的医疗服务。

(急诊医学科 王霆)

十年感悟

从成长到担当，守护创伤患者的白衣战士

我是 2011 年到急诊外科工作的，一晃差不多已经历了 13 年。在这十余年里，急诊医学科在黄主任的带领下有了长足的发展和壮大，得益于此，我自身也获得了一定的进步。

我所在的科室为创伤中心，主要从事创伤患者的救治工作。创伤中心是省内最早建立的以救治创伤患者特别是严重创伤患者为任务的实体化中心，目前已建立起包括创伤外科诊室、创伤抢救室、创伤复苏单元、创伤中心病区、创伤监护病房和创伤中心门诊在内的大型实体化创伤救治中心。

这些年我始终秉持"患者至上，技术为先"的理念，

积极学习各项新技术,夯实基本功。

　　经过这么多年的积累,我已经能独立开展胸腹部创伤、骨盆和四肢创伤、软组织缺损显微外科修复等在内一系列手术,同时掌握了呼吸机、气管插管／切开、深静脉置管、床旁超声等各种创伤危重症的救治技术,让越来越多的患者受益。还至北京大学人民医院国家创伤医学中心进修学习,使自己的能力更上一层楼,并获得"优秀进修生"称号。

　　急诊是一个非常辛苦、风险较大的科室,但总有人要去坚守这份工作,而没有一定的热情是干不了也干不好的。为此,我今后将始终以黄主任为榜样,勤勤恳恳,继续在这平凡的岗位上发光发热。

(急诊创伤中心　盛小明)

挑战中坚守，责任里践行医者仁心

回顾我作为急诊医生的十年，深深感悟到这是一种充满挑战和责任的职业。在这个紧张而忙碌的环境中，我经手了无数个病例和患者，也收获了许多宝贵的经验和感悟。

首先，急诊医生需要具备扎实的医学知识和丰富的临床经验。在急诊科，我们会面对各种不同的疾病和病情，需要快速判断和处理。只有通过不断学习和实践，不断提高自己的专业水平，才能更好地应对各种急诊情况，为患者提供及时有效的救治。

其次,急诊医生需要具备良好的沟通和协作能力。在急诊科,我们接触到的患者和家属情绪多变,需要我们用诚恳的态度和耐心的沟通,帮助他们理解病情,稳定情绪。同时,急诊医生还需要与其他科室的医护人员进行紧密的协作,共同制定治疗方案,确保患者能够得到全方位的医疗服务。

再次,急诊医生需要具备应对压力和处理紧急情况的能力。在急诊科,时间对我们来说非常宝贵,每一分钟都可能关乎患者的生死。面对各种急诊病情,我们需要冷静、果断地采取措施,迅速处理,以争取更多的时间救治患者。同时,我们也要学会管理自己的情绪,排解压力,保持良好的工作状态,确保能够持续地为患者提供优质的医疗服务。

最后,急诊医生需要保持对患者的同情心和关怀心。在急诊科,我们面对的是一些突发疾病和意外事件,患者和家属往往处于紧张和焦虑之中。作为医生,我们不仅要关注患者的身体状况,更要给予他们温暖和安慰,让他们感受到我们的关心和关怀。这样不仅能够帮助患者更好地应对疾病,也能够提高他们对医疗服务的满意度。

急诊医生是一种充满挑战和责任的职业,但也是一种充满成就感和人生意义的职业。在我工作的十年中,我深深感悟到,作为急诊医生为患者提供及时的救治和关怀,帮助他们渡过危险和困难的重要意义。这份责任和使命感让我不断学习和成长,成为一名更好的医生。我会坚守初心,继续努力,为每一位患者提供最好的医疗服务。

(急诊内科 李山峰)

十年感悟

在挑战中成长、
于奉献中前行的护士长之路

2016年,我怀着满腔热情和对未来的憧憬,走出校园,踏入了南通大学附属医院。那时的我,懵懂而青涩,面对全新的工作环境和挑战,心中既有期待也有忐忑。回顾这8年的工作历程,从手术室到ICU、CCU,再到抢救室,从一名普通护士到一名护理管理者,我的成长和变化让我感慨万千。

在手术室的工作经历培养了我严格的无菌观念和细致的工作态度。每一次手术、每一个细节,都需要精益求精,不能有丝毫马虎。在ICU的工作让我学会了如何护理危重患者,掌握了疾病的动态观察要点。在 CCU 的工作经历则让我深刻认识到了生命的脆弱,锻炼了我的紧急抢救能力。在急诊室的工作,更是让我有机会将这些技能和优点进一步加强和融合,使我的临床工作更加细致、专业,护理更加及时、有效。

2024 年 5 月,我有幸当选了新院区急诊抢救室护士长。开始工作时,我常常像一只无头苍蝇,忙乱中难以找到工作重点。经过医院的培养、督导老师的指导、前辈们的帮助,工作逐渐有了条理,不会因为忙乱或繁杂琐事而干扰对重要环节的把控。我学会了如何更好地带领团队,发挥每一个成员的最大潜力。不断地规划和计划让我在工作中更加高效,也让我有更多的时间和精力去关注团队的成长和发展。

回顾过去的 8 年,我从一个青涩的护士成长为一个年轻的护士长。这段成长之旅让我体会到责任、管理、规划和细节的重要性。我深知,作为一名年轻护士长,我还有很长的路要走,但我相信,只要保持学习的态度,不断进步,一定能带领我的团队走向更加辉煌的未来。

在护理这条充满爱与奉献的道路上,我将继续前行,用我的热情和专业,为患者提供最优质的护理服务。

（东院区急诊抢救室　赵旭东）

"医"路漫漫，我心坚定

时光磕磕绊绊，岁月行色匆匆。从2014年参加工作，至今已满十个年头。

十年的时间见证了成长与变迁。伴随着"大医精诚，以宏慈善"的院训，十年前还稍显稚嫩的我步入了工作岗位，成为通大附院急诊外科（创伤中心）的一员，有幸见证了科室高速发展的十年。我经历了硬件设备的不断更新、新急诊的搬迁扩大、急诊各病房的升级扩容，更重要的是学科发展方面STEM医院排名百强并且屡创新高，而创伤中心成为省区域医疗中心更是让我们进入了新的发展时期。科室的高速发展也对我们提出了更高的要求。创伤救治是一个不断发展的领域,新的治疗理念、技术、设备层出不穷。作为一名急诊创伤医生,必须保持对新知识、新技术的好奇心和学习热情,不断提升自己的专业技能,才能更好地服务于患者。另外急诊工作面对的多是病情紧急、复杂的患者,因此我们必须学会如何在高压环境下保持冷静和理智,如何快速准确地做出判断和决策。"医"路漫漫、其坚且难,成长学习是我们永远的主题。

十年的时间我学会了尊重和敬畏。长期的急诊工作见证了无数生命在瞬间遭受重创后的脆弱,也目睹了他们在逆境中展现出的惊人韧性。无论是严重的车祸伤、工伤还是自然灾害导致的创伤,患者在痛苦与绝望中仍不放弃对生命的渴望,这种力量令人动容。十年的工作让我深刻体会到"时间就是生命,责任重于泰山",一袭白衣带来的责任感与使命感既沉重又光荣,我们既是生命的守护者,也是希望的传递者。每一个伟大的生命背后都有一个精彩的故事,每一个生命都值得我们全力以赴。唯有尊重生命、敬畏生命,才能不负患者嘱托,续写生命背后的精彩。

十年的时间我收获了信心和希望。尽管急诊工作充满艰辛和挑战,但我从未后悔过自己的选择。我喜欢那种忙碌而充实的感觉,喜欢那种把病人从死亡线上拉回来的成就感,每一次成功的抢救,都是对生命最好的尊重,更是人性光辉的展现,生命的意义也许就在于此。这份热爱让我坚持了下来,患者及家属的理解和支持也让我更加坚定了自己未来的方向。

这十年的经历是我人生中最宝贵的财富之一。凡是过往,皆为序章。今后我将以最大的爱心与责任心去面对每一个生命。在这个充满挑战与机遇的领域里勇毅前行、不断探索,为守护健康贡献自己的一份力量。

奋斗是青春最亮丽的底色,行动是青年最有效的磨砺。愿我的努力能点亮生命的微光,愿我的微薄之力能筑牢生命的防线。

(急诊创伤中心 刘佳佳)

十年感悟

后 记

光阴似箭,岁月如梭,转眼又是十年。如果说 2003—2013 的十年是急诊站起来的十年,那么,2014—2024 年的十年是急诊强起来的十年!

十年间,为了扩建急诊 ICU,急诊内科进行了五次搬迁。率先完成了急诊多中心实体化建设,科普项目"急救知识进万家"完成了逾 400 期,医教研及学科建设水平不断提升取得了骄人的成绩!

十年来,我们欣喜地看到年轻同志的快速成长,多次在国内大赛中取得优异成绩,我们的老同志也仍然战斗在急诊一线抢救岗位;十年来,我们"自强、团结、奋斗、进取"的急诊精神没有变,"救急危德厚至善,杜微渐业勤至精"的科训仍然激励着我们不断奋进!

2024 年新院区急诊中心的启用,是值得我们庆祝和纪念的日子。未来将更加充满希望,也将迎来更大的挑战!

感谢宣品处和《南通日报》徐海慧、倪丽斯、王莉等记者对本书的出版所付出的辛勤工作。

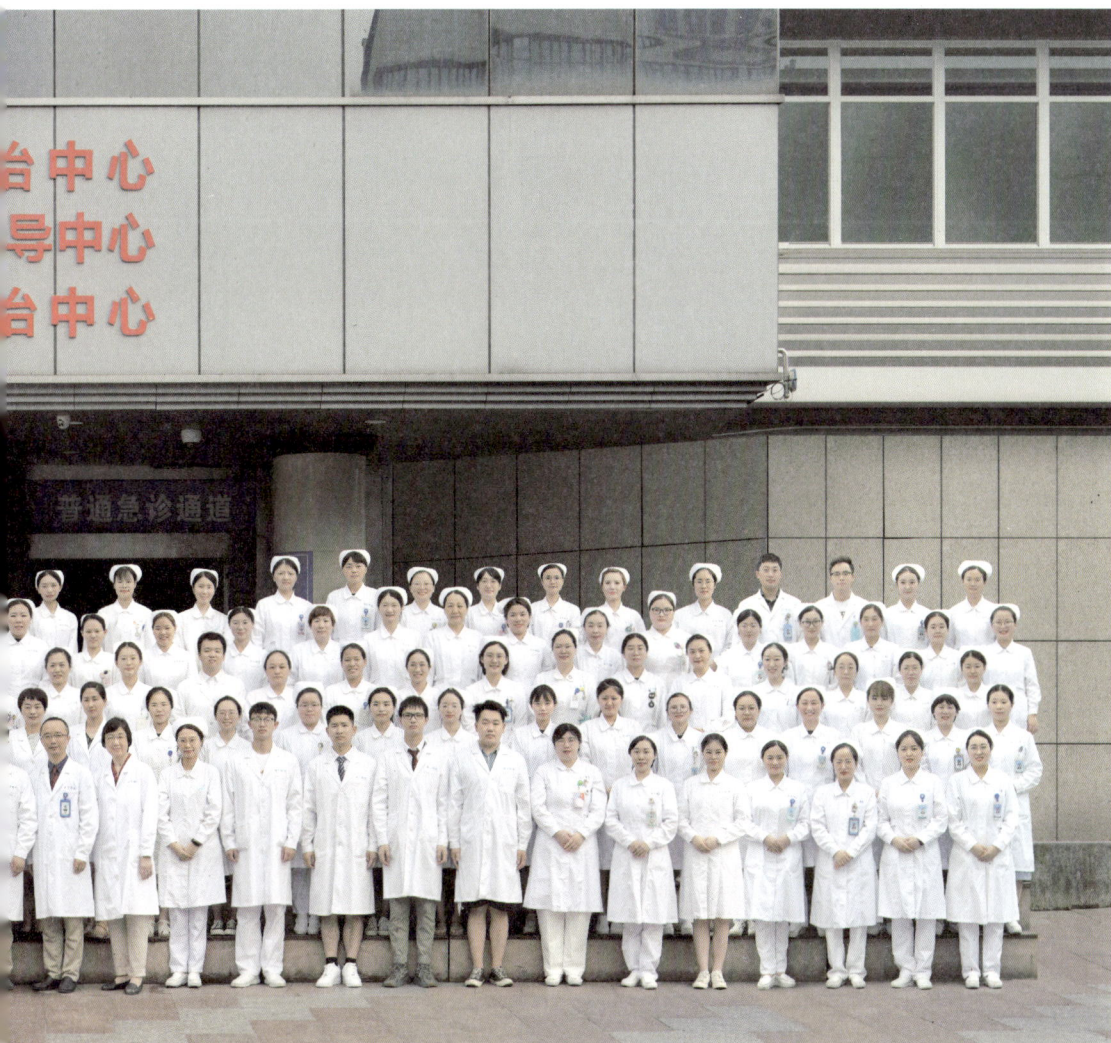

、徐佳艳、何燕慧、朱 茵、张玉慧、戴雪榕、圣 丽、毛丽华、魏苟苟、陈 燕、史维维、康时茂、赵旭东、黄 磊、许赛霞、秦 瑶
、夏 燕、袁 媛、朱亚楠、金瑶瑶、石 卉、吴 敏、姜海霞、严海霞、钱薇薇、汤耀清、刘 露、徐晓庆、吕 晶、邢春凤
、张旭楚、陆 萍、周赛玉、朱 冯、左燕玉、张银杏、金尤荣、曹 晔、王 蓝、顾艳红、王丹丹、吴 玲、施舒婷、成晓慧、黄雪纯
、杨丽丽、周小娣、徐新艳、曹凤梅、周红露、姚亚亚、雷 燕、周文朕、季冬梅、蒋碧云、杨佳灵、李 霞、肖刘培、殷晓红、薛王娟
、王 辉、蔡丹磊、顾东明、陈 烨、王 炜、陶军峰、王烨枫、王潇鹏、谢丽花、武爱文、许健文、姜 慧、冯 莉、樊佳雨、沈 维